朝日新書
Asahi Shinsho 940

老後をやめる

自律神経を整えて生涯現役

小林弘幸

朝日新聞出版

はじめに

「老後不安」をなくすたった一つの方法

「貯金はこれだけで足りるだろうか」
「年金は本当にちゃんともらえるのか」
「介護が必要になるかもしれない」
「何を生きがいにしたらいいかわからない」
「一人ぼっちで寂しい毎日を過ごすようになるのでは」

みなさんは、このような「老後不安」を感じていないでしょうか？
不安なんてないと胸を張って言える人は、ごくわずかでしょう。実際、朝日新聞が行なったアンケートでは、回答者の97パーセントが「老後の生活に不安を感じる」と答えています。ほとんどすべての人が、不安を感じているのです。

とはいえ、不安は決して悪いものではありません。不安という感情は、人間という動物にそなわっている本能だからです。

「食べものがなくなって飢えるかもしれない」

「ライオンに襲われて命を落とすかもしれない」

「群れからはぐれて一人になるかもしれない」

そう思えるからこそ、危険にそなえたり、慎重に計画を立てたり、仲間と協力し合ったりすることができました。もし不安という感情がなかったら、人間はとっくに絶滅していたでしょう。

不安はあって当たり前です。問題は、必要以上に不安が高まることです。

必要以上の不安を感じていると、気持ちがネガティブになり、毎日を楽しむことができなくなります。家に閉じこもりがちになり、新しいことにチャレンジする意欲もわいてきません。

心の問題だけではありません。私たちの体を支えてくれる大切なシステムである、自律神経のバランスも崩れてしまいます。

心臓を動かす、血液を循環させる、食べたものを消化するといった体の機能は、自分の意思でコントロールすることができません。こうした営みが自然と行なわれているのは、すべて自律神経の働きによるものです。

ご存じの方も多いと思いますが、自律神経は活動するときに働く交感神経と、休息やリラックスをするときに働く副交感神経によって成り立っています。いわばアクセルとブレーキのように、私たちの体を調整してくれているのです。

しかし、必要以上の不安を感じていると交感神経が優位になり、その結果、不眠、頭痛、吐き気、肩こり、めまい、便秘など、ありとあらゆる不調に襲われることになります。

老後不安をいかにコントロールするか。それが、人生の後半戦を幸せなものにするカギとなるのです。

では、具体的にどうすればいいのでしょうか。

いくら健康に気をつけていても、たくさんお金をためても、高額な保険に入っていても、それで老後不安が消えるとは思えません。

結論からいえば、老後不安をなくすには「老後をやめる」しか方法はありません。老後でないのなら、当然ながら、老後にともなう不安もなくなります。

突然、そんなことをいわれても面食らうかもしれません。けれども、これこそが老後不安をなくすたった一つの方法だと思うのです。

老後という言葉は、一般的に「定年後の隠居生活」を意味します。

でも、世の中には定年なんて関係なく、生涯現役でバリバリ働いている人がたくさんいます。70代だろうが、80代だろうが、そういう人たちの生活を老後とはいいませんよね。

仕事をしていれば、年金や生活費の不安はなくなります。やることもあるし、孤独感にさいなまれることもないでしょう。頭も体も使うので、認知症やロコモティブ・シンドロームを遠ざけることもできます。

冒頭に挙げた老後不安は、「老後をやめる」ことによって、おおむね解決できるのです。

では、仕事をしていない人がみんな老後なのかといえば、必ずしもそうではありません。

趣味や勉強、創作、ボランティアなどに励んでイキイキ、ワクワクして生きている人の毎日は、「定年後の隠居生活」とはちょっと違うと思います。

趣味を通じて新しい人と出会ったり、学んだことを誰かに教えたり、ボランティアをして人から感謝されたり、身につけたスキルで小さなビジネスを始めたり……。

そういう人は、たとえ何歳であっても老後不安とは無縁に違いありません。

本書では、老後をやめることで人生の後半戦がどれだけ豊かになるのか、そして、どんなことを心がければワクワクする毎日を送ることができるのか、医師としての知識や、私自身の経験もまじえつつお伝えしていきたいと思います。

「人生100年時代」といわれている昨今。最後までお読みいただいて、これから何十年とつづくであろう人生を、ぜひ悔いのないものにしてください。

老後をやめる

自律神経を整えて生涯現役

目次

はじめに

第1章　「老後」だと思うから老化する

第2章　「とにかく動く」が若さのカギ

第3章　いつまでも若い人が毎日やっている習慣

第4章 老後をやめれば日本は元気になる

第5章　やりたいことが見つかる108のリスト

第1章

「老後」だと思うから老化する

92歳になってもイキイキとしている父

私たちは年をとることを、ネガティブにとらえがちです。病気になったり、介護が必要になったり、お金がなくなったり、孤独になったり……。想像するだけで暗い気持ちになってくるという人も多いでしょう。

そんなみなさんに、明るい事例をお届けしましょう。それが、今年で92歳になる私の父です。

父は4年前、母を亡くしてから、誰の手も借りずにずっと一人で生活しています。心配なので近くに住むことも提案したのですが、住み慣れた家がいいといって自由気ままに暮らしています。

月に一度、妻が経営しているクリニックがある東京・赤坂までやって来て、晩ごはんを一緒に食べることにしています。

たった一人で在来線と地下鉄を乗り継いで、大都会の中心にある赤坂のレストランまでやって来るだけでもすごいと思うのですが、いつも驚かされるのは、その旺盛な食欲です。

先日はフレンチのフルコースを食べたのですが、前菜から、スープ、魚料理、肉料理、デザートまで、きれいにたいらげていました。私でもちょっときつい量なのに、どこからそんな食欲がわいてくるのか、不思議なくらいでした。

そして「それじゃ、また来月来るよ」といって、ふたたび電車に乗って帰っていくのです。


驚くのはそれだけではありません。父は92歳になった今も、家庭教師の仕事をしているのです。

もともと父は、小学校の先生をしていました。その経験を活かして、子どもたちに算数を教えているのです。

最新の中学受験の入試問題を自分で解いて、どうすればわかりやすく教えることができるか、研究することも怠りません。年をとったら脳が衰えて、認知症になるばかりと思い込んでいる人が見たら、きっと驚くでしょう。

家庭教師だけではありません。父は字を書くのがとても上手で、お寺から頼まれて卒塔婆などの字を書いたりもしています。こちらはアルバイト程度だと思うのですが、何歳になっても人から求められ、感謝されている父を見ると、素直にすごいなと感じます。

月収は、おそらく20万~30万円くらいだと思います。それにプラスして年金もありますし、自宅のローンも完済しているので、経済的にはまったく不自由していない様子です。援助を求められたことも、もちろん今まで一度もありません。

健康面も、今のところ問題はないようです。軽い狭心症があるのと、若いころに盲腸の手術をしたくらいで、大きな病気をしたことはありません。庭の草むしりも自分でやっていて、足腰もしっかりしています。

そんな父を見ていると、「自分もこんなふうに年をとっていけたらいいな」と心から思います。

父がいつまでも元気でいられる「4つの理由」

なぜ父は、92歳になってもこんなに元気なのでしょうか。医師の立場から、私なりに分析してみました。

理由は大きく4つあると思います。1つずつ解説していきましょう。

①仕事をしている

一番大きいのは、間違いなく仕事をしていることでしょう。高齢になっても仕事を続けている人は、たいていエネルギーにあふれています。

こう言うと、「仕事をしているから元気なのではなくて、元気だから仕事ができるのだろう。順番が逆じゃないか」と反論してくる方がいます。

でも、これまで私は、定年を迎えたとたんにガクッと元気がなくなって、体の調子まで悪くなってしまう人をたくさん見てきました。逆に、元気のなかった人が仕事を始めたとたん、みるみる元気を取り戻していく姿もたくさん見ています。

これまでの経験からも、仕事というのはシニアが元気を保つうえで欠かせないものだと私は確信しています。

ただし、仕事といっても、必ずしも働いて給料をいただく「賃労働」である必要はないと思っています。ボランティアも立派な仕事ですし、草むしりだって立派な仕事です。

仕事とは人に仕えることでも、会社に仕えることでもなく、「事に仕える」ことだとよくいいます。この「事」は、何であってもいいのです。

自分が一生懸命になれること、心から打ち込めることであれば、お金を稼ぐ、稼がないは大した問題ではありません。

いずれにしても、間違いなくいえるのは、定年退職して家でボーッとしていると、頭も体も心も、あっという間に衰えていくということです。自分なりの「仕事」を見つけることは、シニアにとってもっとも重要なことであると認識してください。

②体を動かしている

2つめは、体を動かしていること。これも大きな理由だと思います。

父はよく、自宅の庭の草むしりをしています。お金も足りているのだから、誰かに任せてもいいと思うのですが、どうしても自分でやりたいというのです。体を動かすことがそもそも好きなのでしょう。

足腰が弱くなると、いろいろなところに悪影響が出てしまいます。歩くことがおっくうになると家の中にこもりがちになりますし、つまずきやすくなると転倒し、寝たきりになるような大けがにもつながります。

そこで私は、みなさんにスクワットをおすすめしているのですが、草むしりの動作はスクワットによく似ています。

スクワットは、人体を支えるのにもっとも重要な、太ももの筋肉を鍛えることができます。はじめは1日3回、5回ずつから。1週間つづけて、もう少しできそうなら、無理のない程度に回数を増やしていきます。

草むしりも、スクワットとまったく同じとまではいきませんが、似たような効果は期待できるでしょう。

おそらく父はそこまで意識していないと思うのですが、草むしりは医学的にも理にかなった「トレーニング」だったのです。

さらに、草むしりには自律神経を整える効果もあります。よけいなことを考えず、一心不乱に草をむしることで、自然と呼吸が深くなっていきます。頭の中のごちゃごちゃした雑念も、気づくとスーッと消えていきます。

こうして、副交感神経のはたらきが活性化するのです。最近、ビジネスパーソンの間で流行っている「マインドフルネス」とも似ているかもしれません。

③人とのつながりがある

3つめは、人とのつながりがあることです。

米国ブリガム・ヤング大学の研究によると、孤独を感じる人は感じない人と比べて、死亡率が2・8倍、心疾患が1・3倍、アルツハイマー病が2・1倍、うつ病は2・7倍、自殺念慮は3・9倍も高まるといいます。

孤独は、タバコやアルコール、運動不足、睡眠不足などに匹敵する、重大な健康リスクといえるのです。

父の場合、私たち家族と会うのは月に一度くらいですが、家庭教師で教えている子どもたちや、その親御さんとのつき合いがあります。ご近所のみなさんとも、日常的にコミュニケーションをとっているようです。

父を見ていると、地域のコミュニティに積極的に参加することはとても大事なことだと感じます。

また、年をとってからの一人暮らしは、孤独死などのリスクがありますが、父の場合、誰かが見ていてくれるので安心です。

④性格が明るい

4つめは、性格が明るいことです。一言でいえば、天真爛漫。

印象に残っているのは、以前、私がある賞を受賞したときのこと。父に報告したら、こちらが恥ずかしくなるくらい、オーバーリアクションで喜んでくれたのです。賞を取ったことよりも、うれしく思える瞬間でした。

子どもたちがテストで100点をとったり、中学受験に合格したりしたときも、父はこんなふうに心の底から喜んでいるんだろうなと思いました。だからこそ、地域の人から愛され、家庭教師の仕事も途切れないのでしょう。

性格が明るい人ほど健康で、長生きできるということは、さまざまな研究でも明らかになっています。

笑うことで、がん細胞やウイルスをやっつける「ナチュラルキラー細胞」が活性化するという話を聞いたことはあるでしょうか。よく笑う人は免疫力が高い、ということです。

また、笑顔、泣き顔、怒り顔など、さまざまな表情ごとに自律神経の状態を計測したところ、笑顔のときだけ副交感神経の働きが上がるという結果が出ました。

興味深いのは、「つくり笑い」でも副交感神経の働きが上がるということです。心から笑っていなくても、口角を上げるだけでいいのです。「笑う門には福きたる」ということわざは、科学的にも正しかったのです。


ここまで、私の父の元気の秘密を4点、お伝えしてきました。

みなさんは4つのうち、いくつ当てはまりましたか？　4つすべて当てはまるという人は、父のようにいくつになっても元気でいられるかもしれません。

逆に、1つも当てはまらないという人は、注意が必要かもしれません。本書に書かれていることを実践し、人生をいい流れに変えていきましょう。

定年はただの「通過点」にすぎない

さて、私の父のようにいつまでも元気でいるためには、どんなことから始めたらよいのでしょうか。

まずは、考え方を根本から変える必要があります。定年を「ゴール」ではなく、単なる「通過点」ととらえてもらいたいのです。ゴールだと思った瞬間に「老後」という考え方が生まれ、残りの人生がおまけになってしまうからです。

みなさんもご存じのように、日本人の平均寿命は年々延びつづけています。

厚生労働省が発表した「簡易生命表」によると、2022年の日本人の平均寿命は、男性81・05歳、女性は87・09歳。新型コロナウイルスの影響で前年をやや下回ったものの、高い水準をキープしています。

ただし平均寿命とは、その年に生まれた0歳児が何歳まで生きられるかを算出したもの。そこには、若くして亡くなる方もふくまれています。

ですから、より現実に即して考えるなら、平均寿命ではなく「平均余命」で見たほうがよいでしょう。平均余命とは、「ある年齢の人がその後、何年間生きることができるか」という期待値を算出したものです。

厚生労働省の発表によると、65歳の人の平均余命は、男性19・44年、女性24・30年となっています。男性なら約85歳、女性なら約90歳。平均寿命より備えるべき期間が長いことがわかります。

今後の医療の進歩も考慮すれば、まさに「人生100年時代」が訪れていることがよくわかると思います。

これまで多くの人は、定年をゴールとしてとらえてきました。残りの人生はおまけのようなもの。年金をもらいつつ孫と遊んだり、盆栽の世話をしたりして、隠居生活を楽しむ。そして、数年たったらこの世を去る。

それが一般的な考え方でした。

このおまけの期間を、私たちは「老後」と呼んできました。しかし、20年、30年、もしかしたら40年にもおよぶかもしれない余命を考えると、おまけと呼ぶにはあまりに長すぎます。

先ほどお話ししたように、私はこれまで、定年を迎えたとたんにガクッと元気がなくなって、体の調子も悪くなってしまう人をたくさん見てきました。それは、定年をゴールだと思っているからではないでしょうか。だから、気持ちの張りがなくなってしまう。

そうした活力を失っている人たちに、私は何度となくこうお伝えしてきました。

「ゴールを目指して生きるのではなく、スタートを目指して生きましょう」

定年が、仕事上の一つの区切りではあるのは確かです。しかし、決して人生のゴールではありません。

定年をゴールではなく、通過点ととらえること。あるいは「新しい人生のスタート」ととらえること。そのことをしっかり心にとめておいてください。

「還暦」という言葉に惑わされてはいけない

「老後」や「定年」といった言葉に惑わされないこと、引きずられないことは、新しい人生を生きるうえで重要なことです。

たかが言葉と甘く見てはいけません。言葉は私たちの思考や行動に、想像以上に強い影響を与えるからです。

たとえば、あなたが「ジョギングをしよう」と思ったとします。しかし、老後という言葉に惑わされていると、「やっぱり年だからやめておこう」と自分にストップをかけてしまいます。

あるいは、面白そうなアルバイトを見つけたとします。そのとき、定年という言葉に惑わされていると、「もう自分は年だから出る幕ではない」と引き下がってしまいます。

心理学の世界では、こうした現象を「内面化」、あるいは「内在化」と呼びます。自分の外側（社会、他人など）にある価値観やルールを、自分の内側（心、自我など）に受け入れて、自分のものにすることを意味します。

こうした内面化をくり返していると、それはやがてあなたの習慣となり、あなたの性格になります。いったん性格になってしまうと変えるのは大変です。早めに修正をかけましょう。

他にも、注意したほうがいい言葉はたくさんあります。

たとえば、「晩年」「晩節」「余生」「隠居」「年相応」。「いい年をして」「年甲斐もなく」といった言葉も、あなたを縛る「呪いの言葉」です。

最近では、「老害」なんていう言葉も流行っているようです。「老害」といわれることを恐れて、新しいことに積極的にチャレンジできなくなっている人もいるのではないでしょうか。

同様に、「還暦」という言葉にも注意したいものです。還暦というと、赤いちゃんちゃんこを着たおじいさん、おばあさんというイメージが頭に浮かびます。たしかに、平均寿命が短かった時代はそのとおりだったのでしょう。

今から70年前、1953年の平均寿命は、男性61・90歳、女性は65・70歳でした。還暦は「よくここまで生きることができた」という長寿のお祝いだったのです。

しかし、今は状況がまったく違います。私自身、3年前に還暦を迎えましたが、自分がおじいさんだという感覚はありません。足腰が弱ったとか、記憶力が悪くなったといった実感もとくにありません。

それどころか、趣味のゴルフの飛距離は今も伸びつづけています。練習を怠らなければ、少なくとも75歳くらいまでは自己ベストを更新できるのではないかと期待しています。

今は80歳くらいで、ようやく昔の還暦にあたるのではないでしょうか。とすれば、今の60歳は、昔の40歳くらいのイメージでしょうか。

こんなふうに言葉の解釈を変えるだけで、自分もまだまだ若いと思えてくるから不思議です。

老後をやめると「3大不安」は怖くない

ここで、「はじめに」でふれた朝日新聞のアンケートを、もう少しくわしく見ていきたいと思います。

このアンケートでは、回答者の97パーセントが「老後の生活に不安を感じる」と答えていました。では、具体的にどんなことに不安を感じているのでしょうか。内訳を見ていきましょう。

将来の生活不安

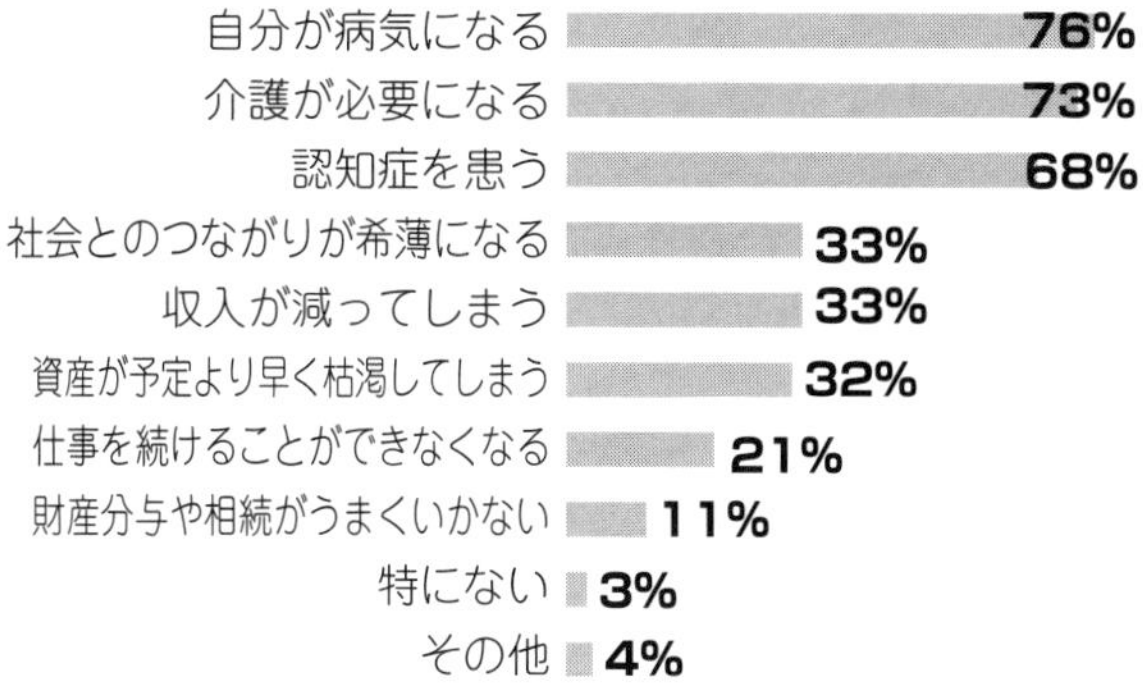

出所：朝日新聞Reライフ.net

圧倒的に多いのは、「自分が病気になる」（76パーセント）、「介護が必要になる」（73パーセント）といった健康面についての不安です。

次に多いのは、「収入が減ってしまう」（33パーセント）、「資産が予定より早く枯渇してしまう」（32パーセント）といったお金に関する不安。

そして「社会とのつながりが希薄になる」（33パーセント）といった孤独についての不安です。

つまり、老後の3大不安は、「健康」「お金」「孤独」であることが、このアンケート結果から浮かび上がってきます。

いずれも一筋縄ではいかない、難しい問題です。しかし、老後をやめることで、これらの不安は解消、少なくとも軽減することが可能だと私は考えています。

①健康の不安

みなさんは「健康寿命」という言葉を耳にしたことがあるでしょうか。「健康上の問題によって日常生活が制限されずに、自立して暮らせる期間」のことです。わかりやすくいえば、「介護なしで元気に暮らせる年齢」といえるでしょう。

厚生労働省が発表した２０１９年の最新データでは、男性の健康寿命は72・68歳、女性の健康寿命は75・38歳。平均寿命と健康寿命の差は9～12年、平均余命と比べると13～15年もの差があることがわかります。

この差が、「健康上の問題で日常生活に制限があり、自立困難な期間」です。思ったより長いと感じませんか？　この数字を突きつけられると、多くの人が不安に

平均寿命と健康寿命の差

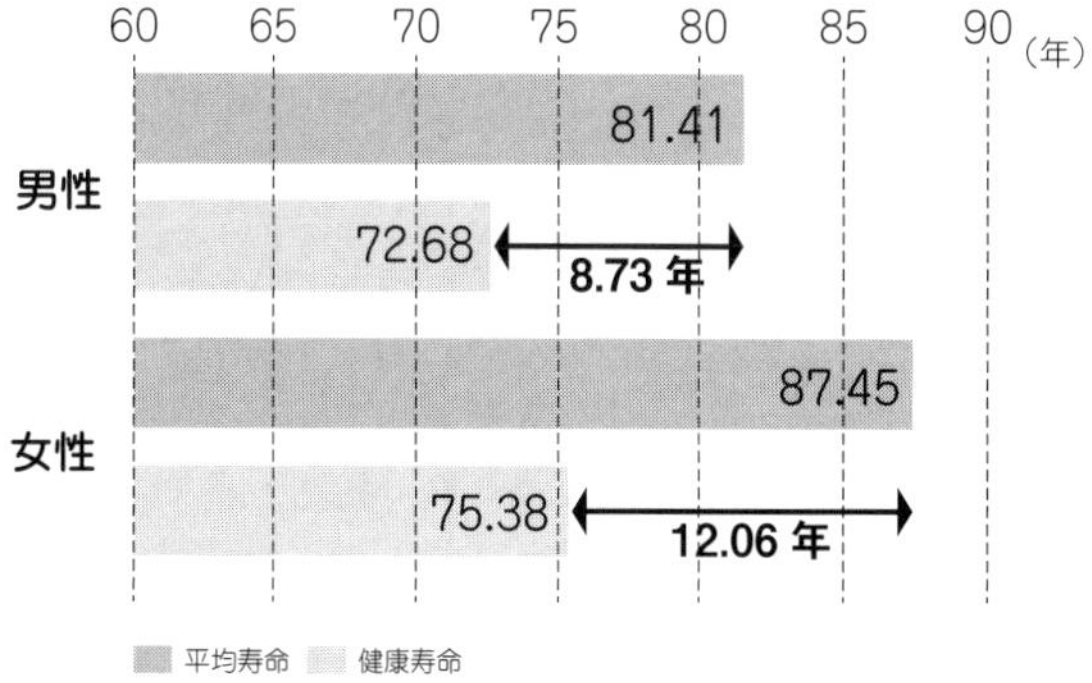

出所：厚生労働省「健康寿命の令和元年値について」より

思うのも理解できます。

この差を縮めるにはどうすればよいでしょうか。もっとも重要なのが、「老後をやめる」というマインドです。

私はこれまで、自律神経をキーワードに、健康寿命を延ばすためのさまざまなアドバイスをしてきました。食事から、運動、睡眠、リラクゼーションまで、分野は多岐にわたります。

しかしあるとき、マインドを変えなければ、私のアドバイスはすべて無意味であることに気づきました。

たとえば、「スクワットを毎日やりましょう」とおすすめしても、老後マインドにおちいっている人は、「いまさら何をやっても意味がない」とか、「どうせもうすぐ死ぬのだから」とか、「もう年だからそんなことをするのは無理」とか、言いわけをつくって取り組もうとしません。

逆に、いつまでも若い人は一生チャレンジだと思っていますから、「面白そうだからやってみよう」「今日は5回できた、明日は6回にチャレンジだ」と、みずからすすんで取り組みます。

そういう人は日中、アクティブに動いているので夜はよく眠れますし、食事もしっかりとることができる。毎日、若者のようにワクワクして生きているので、自律神経も整っています。

そういう生活をしていても、病気になったり、介護が必要になったりすることはあるでしょう。しかし少なくとも、「病気になったらどうしよう」とか、「このままでは介護が必要になる」といった不安におびえることはなくなるのです。

②お金の不安

2019年、金融庁が発表した「老後の30年間で約2000万円が必要」という試算が、世間で論議を巻き起こしました。いわゆる「老後2000万円問題」と呼ばれるものです。

2000万円という数字は、なかなかインパクトがあります。「そんなお金なんて持っていない」と不安をおぼえた人は多いでしょう。

お金を持っている人でも、「資産が予定より早く枯渇してしまうかもしれない」とか、「想定以上に長生きするかもしれない」といった不安を感じている人がいるようです。

こうしたお金の不安も、「老後をやめる」ことで一気に解消します。

わかりやすいのが、先ほどお伝えした私の父の例です。父は家庭教師の仕事で、今も収入を得ています。年金もあるので、「老後2000万円問題」とはまったく無縁です。

金融庁の試算によれば、不足するのは「月5・5万円」とのこと。ちょっとしたアルバイトや副業くらいはできるのではないでしょうか。

実際、今は多くの人が定年後も働いています。内閣府の「高齢社会白書」によると就業率は年々上昇しており、2022年は60～64歳が73・0パーセント、65～69歳が50・8パーセント、70～74歳が33・5パーセント、75歳以上でも11・0パーセントの人が仕事をしています。

最近は少子化もあって、どこの企業も人手不足が問題になっています。そのため、以前よりも求人が豊富ですし、年齢も問わなくなってきています。また、最低賃金が引き上げられるなど、待遇もよくなっています。

また、働いていれば年金に頼らなくてすむので、年金受給を繰り下げることも視野に入ります。たとえば、70歳まで繰り下げると最大で42パーセント増額、75歳ま

年齢階級別就業率の推移

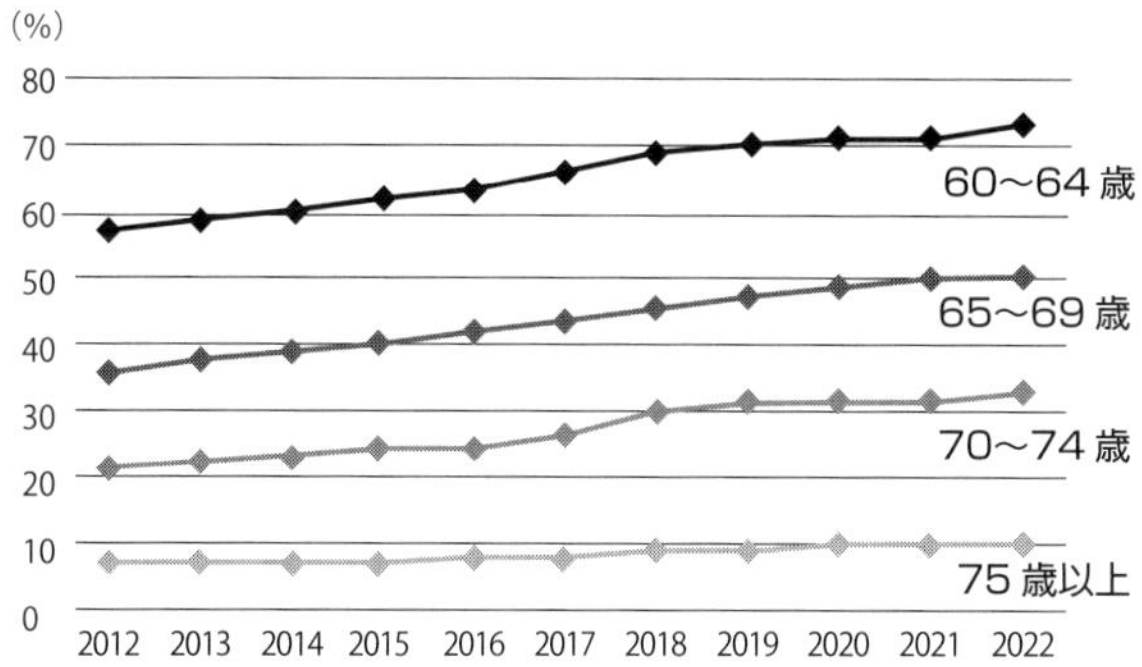

※年平均の値。「就業率」は15歳以上人口に占める就業者の割合

出所：内閣府「令和5年版高齢社会白書」より

で繰り下げれば最大で84パーセントもの増額になります。

貯金が少なくても、年金が少なくても、これだけ働く環境が整っているのです。老後をやめさえすれば、お金の不安を必要以上に感じることは減ります。

③孤独の不安

定年を迎えて、人間関係のストレスから解放されたと思ったのもつかのま、今度は孤独というストレスに襲われる。よく耳にする話です。

もともと人間は、群れで生きる動物で

す。自然界で群れからはぐれることは、猛獣に襲われたり、食べものを得ることができずに飢えたりなど、死に直結する非常事態でした。だからこそ、孤独は大きなストレスになるのです。

フロイトやユングとも並び称される心理学の巨人、アルフレッド・アドラーも、人間には「共同体感覚」が必要だと述べています。

共同体感覚とは、家庭、地域、職場などにおいて、人とつながっていると感じることを指します。人はこの感覚を感じられるとき、幸福を感じるとアドラーはいっています。

孤独にさいなまれる人は、会社一筋で生きてきた男性に多い傾向があります。定年を迎えたとたん人とのつながりが一気に失われてしまうため、うつ状態になったり、酒びたりになったり、引きこもりがちになったり、深刻な事態におちいることもあるようです。

たびたび例に出して恐縮ですが、私の父は孤独とは無縁の毎日を送っています。妻には先立たれてしまいましたが、家庭教師で教えている子どもたち、その親御さん、ご近所の方々をはじめ、多くの人とつながりを持っています。ですから寂しいという感覚はないそうです。

人とのつながりがあれば、万が一のときも安心です。近年、孤独死が社会問題になっていますが、老後をやめる人が増えていけば、この問題も解決に向かうのではないでしょうか。

あなたは定年後の「準備」をしていますか？

老後をやめることで、さまざまな不安や悩みが解消することがおわかりいただけたと思います。ここからは、老後をやめるために必要なことを、さらにくわしくお伝えしていきましょう。

もっとも重要なことは「準備」です。地震や台風などの自然災害でも、ふだんから準備をしておかないとパッと動くことができませんよね。それと同じで、定年を迎えてから考え始める、動き始めるのでは遅すぎるのです。

定年が65歳だとすると、その前後6年間を含めた、つまり62歳から68歳までをどう生きるかが勝負だと私は考えています。

定年前の3年間で準備をし、定年後の3年間でスタートダッシュを決める。こんなイメージを持っておくと、老後マインドを遠ざけることができます。

会社をやめたとたん、あっという間に老けこんでしまう人がたまにいます。みなさんは、そういう人は定年後の過ごし方がだらしないから老け込むのだろうと思っていないでしょうか。

じつは、定年後の過ごし方だけが問題なのではありません。たいてい、定年前の過ごし方に問題がひそんでいるものです。

みなさんが勤めている、あるいは勤めていた会社に、自分よりも給料をもらっているはずなのに、仕事をしているんだかしていないんだか、よくわからない人がいませんでしたか。

そういう人も、おそらくかつては営業成績をもっと上げようとか、若い社員を一人前にしようとか、目標を持って仕事に打ち込んできたと思うのです。ところが、定年というゴールテープが見えてきたとたんシフトダウンしてしまう。

そこには、「どうにかなるだろう」という考えが隠れています。定年は新しい人生のスタートなのに、ゴールだと考えているから、そんなふうに思ってしまうのです。

そして、そのまま定年を迎えて、ギアが下がった状態のまま「しばらくのんびりしよう」といってボーッと毎日を過ごす。こんな生活をしていたら、70歳になったころには老化が相当進んでいることでしょう。

私は、定年を迎える2026年3月31日の23時59分59秒まで、全力で働くつもりでいます。そして、4月1日の午前0時になった瞬間、新しい人生のスタートダッシュを決める。

感傷や余韻にひたろうなんて、少しも思っていません。ただ通りすぎる……そんなイメージでしょうか。

「計画」と「片づけ」でスタートダッシュを決める

スタートダッシュを決めるために、もっとも大事なことは「準備」です。

準備には、大きく分けて2つの種類があります。「計画」と「片づけ」です。

①計画を立てる

みなさんは定年後の計画を立てているでしょうか。計画といっても、そこまで大それたものではありません。退職したらやってみたいことを、紙に書き出してみるのです。

私も数年前から、やってみたいことを書き出すようにしています。たとえば次のようにです。

- 海の見える家で暮らす
- 「片手シングル」（ハンディキャップが5以下のゴルファー）になる
- 自分のアトリエをつくる
- 作曲をする
- 開業医として無理なく仕事をする

実現できるか、できないかは、とりあえず考えないでください。それを考えてしまうと、自分に制限をかけてしまうからです。想像をふくらませて、思いつくまま書き出してみましょう。

書き出してみると、今何をすればいいのかがクリアになります。アメリカを旅行したいなら英会話を学んでおこうとか、山に登りたいなら体力をつけておこうとか、やりたいことから逆算して考えることができるようになります。

つまり、定年前の数年間を、やりたいことの準備期間にあてることができるのです。こうしてしっかり準備をしておけば、定年したその日からやりたいことに突き進むことができます。

しかも、やりたいことがはっきりすると、エネルギーがわいてきます。定年したらあれをしよう、これもしようと想像するだけで、ワクワクしてくるのです。すると、毎日の仕事にも張り合いが出てきます。

②片づけをする

もう一つの大切な準備は「片づけ」です。

私は定年まであと2年少々ありますが、大学の教授室にあるものはすでに半分に減らしています。次の1年でさらに半分にし、最後の1年でさらに半分にする。定年を迎えるときには、デスク1つだけになっているのが理想です。

こうして身軽になっておけば、定年を迎えた瞬間、スタートダッシュを決めることができます。

「それにしても、ちょっと早すぎるのではないですか？」

そう言われることもあります。でも、職場を去る日はもう決まっているのです。むしろ、直前になってバタバタと片づけを始めるから、スタートダッシュを決めることができないのです。

片づけを始めているのは、仕事場だけではありません。家の片づけもどんどん進めています。

私は今、腕時計を1つしか持っていません。若いころは腕時計を集めるのが好きでいくつも持っていたのですが、すべて手放してしまいました。

というのも、腕時計は新しい人生に必要のないものだからです。毎日スーツを着るわけではないですし、何より新しい人生では、時間に縛られたくありません。もっと自由に生きるためにも、腕時計は1つだけでいいと思いました。

写真も思い切って処分するようにしています。過去にとらわれるのではなく、つねに次のスタート地点を目指していきたいからです。

写真は思い出がつまっていて、どうしても捨てられないという人は、スキャナで取り込んでデータ化することから始めてみてはいかがでしょうか。いつでもパソコンで見ることができるとわかれば、紙の写真が捨てやすくなります。

モノの片づけとあわせて進めていきたいのが、心の片づけです。

たとえば、タバコ、お酒、テレビの見すぎなど、やめようと思いながらズルズルと続けているものはないでしょうか。定年を機会に、やめられるものはやめていきましょう。

ほかにも、気が進まないのに参加している飲み会や、親戚づきあい、惰性で毎年出している年賀状なども、やめたほうがいいものの代表格です。

こう言うと、「ああ、終活のことですね」とおっしゃる人がいます。たしかに、やっていることはほとんど同じです。

しかし、終活には「店じまい」というイメージがあり、「ゴールではなく、スタートを目指して生きる」をモットーにしている私からすると、後ろ向きな言葉に感じられます。

また、終活はまわりの人に迷惑をかけないために行ないますが、私がおすすめしている片づけは、あくまで自分のために行ないます。新しい人生をスタートするために、これからの人生を充実させるために行なうのです。

何より、終活は言葉が悪いと思います。縁起が悪いという意味ではなく、自分の人生が終わりにさしかかっていることを突きつけられることで、活力が奪われるような気がするのです。

先ほど、「老後」や「還暦」といった言葉に惑わされてはいけない、引きずられてはいけないとお伝えしました。「終活」という言葉もそのうちの一つといえるかもしれません。

いずれにしても、準備がととのえば、あとは死ぬまで楽しむだけです。旅にたとえるなら、パスポートもチケットもぜんぶそろっているようなもの。

死ぬまで楽しめるパスポートとチケットを、みなさんも早めに手に入れるようにしてください。

「家に帰ってすぐに座る」は一番やってはいけない生活習慣

計画を立て、片づけをし、スタートダッシュを決める。それが、理想的な定年の迎え方です。

逆によくないのは、「しばらくのんびりして、それから今後のことを決めよう」という考え方です。一度、腰を下ろしてしまうと、ふたたび立ち上がるのが難しくなるからです。

私は「一番やってはいけない生活習慣はなんですか?」と聞かれたら、いつもこう答えています。

「家に帰ってすぐに座ることです」

仕事などで疲れていると、ソファに座りこみたくなるもの。しかし、ひとたび座ってしまうと、立ち上がるのが難しくなります。

ですから、家に帰ったら、そのままちょっとした作業をしてください。明日着ていく服を用意する、流しにたまっているコップを洗う、洗濯物を取り込んでたたむなど、なんでもかまいません。

こうした作業を終えてからソファに座ると、不思議とまたすぐに立ち上がって動くことができます。

定年の話も、これとまったく同じです。

これまで頑張って働いてきたのだから、少しはのんびりしたいという気持ちもわかります。でも、いったん座ってしまったら最後、ふたたび立ち上がるのがおっくうになります。

だから、スタートダッシュが肝心なのです。しばらくの間、いろんなことにチャレンジして、いろんなことを試して、いい流れに乗れてきたと思ったら少しペースを落とす。それくらいでちょうどいいのです。

とにかく動くことが大事です。体が動けば、頭も動くし、心も動きます。最近、亡くなった義父も、かつてはよく朝4時ごろに起きて、写真を撮りに山に出かけていました。でも、病気になってから動かなくなってしまい、老化が一気に進んでしまいました。

年をとるにつれ、時間はあっという間にすぎ去っていくようになります。私は60歳を過ぎたころから、「一日一日が勝負」だと強く感じるようになりました。若いころはそんな感覚はなかったのに、不思議なものだなと思います。

ぜひ、みなさんも「一日一日が勝負」だと思って、積極的に動くようにしてください。

コロナ禍がもたらした「3つの後遺症」

毎日をワクワクして生きる。これほど重要なことはありません。

というのも今、想像以上にとんでもないことが、世の中で起き始めているような気がするからです。

世界を巻き込んだ新型コロナウイルスも、いまではさまざまな制限も緩和され、平穏な日常がふたたび戻ってきたと感じている人も多いでしょう。

その一方で、「コロナ以前の風景とどこか違うな」と感じることはないでしょうか。なんとなく街に活気がない。人々の表情も暗くて、どんよりしたムードが漂っている。まるで別のパラレルワールドに迷い込んでしまったようです。

私は新型コロナウイルスを、心にすみついた「モンスター」だと思っています。ようやく厳しい制限のない生活に戻ってきましたが、それでもなお、私たちの心を支配しています。

具体的には、次の3つがコロナの「後遺症」といえると思います。

- がんが増えた
- 転ぶ人が増えた
- うつ状態が増えた

がんが増えたのは、パンデミック時の「検診控え」によって、がんの早期発見が遅れているからです。

転ぶ人が増えたのは、外出自粛によって、足腰の筋力が弱くなってしまったからです。

うつ状態が増えたのは、人との交流が制限されてきたことや、日々、緊張を強いられてきたことによる自律神経の乱れが原因です。

今という時代は、言ってみれば戦後のようなものです。

ここからどう立ち上がるか、どう「心の復興」を果たしていくか。意識してみずからを鼓舞し、活力を高め、モチベーションを上げていく必要があります。

毎日をワクワクして生きるためには

毎日をワクワクして生きるといっても、恋愛をするとか、旅に出るとか、そんな大それたことでなくてかまいません。毎日のルーティンに、ちょっとした変化を「プラスワン」するだけでいいのです。

たとえば、一輪の花を買ってきてテーブルに飾ってみる。それだけでも、ふだんの風景が一変します。

入ったことのない近所の定食屋さんに入ってみる、図書館に行って読んだことのないジャンルの本を借りてみる、今まで着たことのない色のシャツを着てみる。そんなことでもかまいません。

人がワクワクしなくなるのは、やる前から結果が見えてしまうからです。それなら、結果が見えないことをすればいい。つまり、今までやったことがないことにチャレンジすればいいのです。


とくに男性は、毎日の行動がルーティンになりがちです。

毎朝、同じ時間に起きて、同じ色のスーツを着て、同じ時間の電車に乗って、同じような仕事をして、同じ時間に帰宅して、同じ時間に寝る……。そんな変化に乏しい毎日を送っていないでしょうか。

規則正しい生活は、もちろん悪いことではありません。起床時間と就寝時間を固定することは、自律神経にもよい影響を与えます。

　でも、ただ単に一日が始まって、ただ単に一日が終わるというのはやめたほうがいいでしょう。一日の中のどこかに、ちょっとした変化を「プラスワン」してみてほしいのです。

　たとえば、いつもより5分早く家を出て、ちょっと遠回りして駅まで歩いてみる。それだけでも新しい発見があるかもしれません。ネクタイの色を変えるだけでも、気分は変わるものです。

　こうして、ちょっとした変化を「プラスワン」していくと、新しい扉が次々と開き出します。

　入ったことのない定食屋さんに入ったことで、ご近所づきあいが生まれるかもしれません。読んだことのないジャンルの本を読むことで、新しい趣味につながるかもしれません。人生がいい流れに入っていくのです。

次章からは、毎日をワクワクして生きるための土台となるコンディションづくりや、意識したいマインドなどを、さらにくわしくお伝えしていきたいと思います。

第2章

「とにかく動く」が若さのカギ

自律神経の働きは10年で15パーセント低下する

自律神経が乱れる要因として、ストレス、睡眠不足、暴飲暴食、運動不足などが挙げられますが、じつは「加齢」も大きな要因の一つです。

年をとると足腰が老化したり、記憶力が老化したりするように、自律神経も老化するのです。

私自身、60歳を超えたあたりから、自律神経の老化をたびたび実感するようになりました。朝起きて「どうして朝からこんなに疲れているんだろう」と思ったり、仕事に取りかかろうとしてもやる気が出なかったり、駅の階段を上るのがつらく感じられたり……。

こんな調子では、ワクワクして生きるどころではありません。ある程度の年齢になったら、いかに自律神経を若くキープするかが、毎日を楽しく生きるためのポイントになるのです。

自律神経の老化は、男性は30代、女性は40代から始まり、10年ごとに約15パーセントずつ低下することがわかっています。60代男性の場合、30代のときと比べて、自律神経の働きがなんと約45パーセントも低下していることになります。

「はじめに」でもお伝えしたように、自律神経は活動するときに働くアクセル役の「交感神経」と、休息やリラックスをするときに働くブレーキ役の「副交感神経」によって成り立っています。

自律神経の老化によって、働きが低下するのは副交感神経のほうです。一方、交感神経の働きはあまり変わりません。つまり、交感神経だけが強く働く、アンバランスな状態になりやすいのです。

交感神経が強く働くようになると、次のような不調が心身に表れてきます。

・自律神経失調症……倦怠感、頭痛、肩こり、不眠、イライラ、集中力の低下など
・神経性胃炎……胃痛、胸やけ、喉のつかえなど
・過敏性腸症候群……下痢、便秘など
・メニエール病……めまい、耳鳴り、難聴など
・過呼吸症候群……胸の痛み、息苦しさなど
・起立性調節障害……朝起きられない、食欲不振など
・更年期障害……ほてり、のぼせ、発汗など

問題は、こうした不調をそのままにしておくことです。何もしなければ、あっという間に老化は進んでしまいます。

私は、自律神経の老化を感じたときは、とりあえず「ゆっくり」を意識するようにしています。ゆっくり歩く、ゆっくり呼吸する、ゆっくり話す……。なんでも

「ゆっくり」を心がけると、副交感神経を刺激することができます。

傾いているシーソーを、水平にするようなイメージです。すると、交感神経とのバランスが取れ、不快な症状が消えていくのを実感できると思います。

「自律神経の老化」が命にかかわる病気の原因にも

自律神経の老化は、命にかかわる重大な病気につながることもあります。

厚生労働省が発表した、2022年の「人口動態統計」によれば、日本人の死因トップ5は以下のようになっています。

- 1位　悪性新生物（がん）……24・6パーセント
- 2位　心疾患……14・8パーセント
- 3位　老衰……11・4パーセント

・4位　脳血管疾患……6・8パーセント
・5位　肺炎……4・7パーセント

このうち2位の心疾患と、4位の脳血管疾患は、血管に由来する病気です。自律神経は、この血管の病気に大きく関わっているのです。

自律神経には心臓を動かす、食べたものを消化するなど、さまざまな重要な役割がありますが、その中の一つに「血流のコントロール」があります。

アクティブに活動しているときは交感神経が優位になり、血管が収縮して血圧が上がります。逆に、リラックスしているときは副交感神経が優位になり、血管が拡張して血圧が下がります。

ところが、自律神経が老化すると副交感神経の働きが低下するので、つねに血管が収縮した状態になり、血圧は上がったままになります。そんな状態が続けば、当然、病気になってしまうでしょう。

また、血流は私たちの体の約37兆個の細胞がきちんと機能するように、酸素と栄養を運ぶ大切な役目をしています。しかし、血流が低下することで、すみずみまで酸素と栄養が行き渡りにくくなります。

さらに血流には、体にたまった老廃物や疲労物質、よけいな水分、とりすぎた塩分などを回収するという役目もあるのですが、それもうまく機能しなくなります。

こうして、さまざまな病気を招いてしまうのです。

ちなみに、血管が原因で起こる病気には、次のようなものがあります。

- 脳……脳梗塞、脳出血、くも膜下出血、脳血管性認知症など
- 心臓……狭心症、心筋梗塞など
- 胸部……肺血栓塞栓症、急性大動脈解離、胸部大動脈瘤など
- 腹部……腹部大動脈瘤、腎硬化症、急性腎不全、虚血性大腸炎など

とくに注意していただきたいのは、夕方の時間帯です。

交感神経と副交感神経は、1日2回、朝と夕方に切り替わります。朝起きたら交感神経のスイッチが入り、副交感神経が下がる。夕方になると副交感神経のスイッチが入り、交感神経が下がる。本来、人間の体はこのようにできています。

しかし夕方、副交感神経への切り替わりがうまくいかないと、睡眠中も血流が低下した状態になってしまいます。

夕方になったら、先ほどお伝えした「ゆっくり」を意識するなどして、自律神経をリラックスモードに切り替えるようにしてください。

「キレる老人」がなぜ増えているのか?

若い店員に暴言を吐く、駅員に暴力をふるう、ベビーカーがじゃまだといって怒鳴りつける。最近、こうした「キレる老人」の存在が取り沙汰されています。

なぜ、年をとるとキレやすくなるのでしょうか。ここにもまた、自律神経の老化が関係しています。

自律神経が老化すると、ブレーキをかける副交感神経の働きが低下するので、ちょっとした刺激でも交感神経が興奮状態になります。脳に十分な酸素と栄養が行き渡っていないため、感情のコントロールもうまくいきません。

そのため、思わず大声を出したり、手を出したりすることになるのです。

キレることで、自律神経はさらに乱れます。いったん乱れた自律神経は、しばらくもとには戻りません。そのため、ますますキレやすくなる……。まさに、悪循環そのものです。


もし、自分はそうなりたくないと思うなら、次のことを試してみてください。

キレそうになったら、とにかく黙るのです。そして、そのまましゃべらずに6秒間がまんすれば、衝動的にキレることはなくなります。なぜなら、どんなに頭に血が上っていても、怒りのピークは6秒間しか続かないからです。

人は怒りを覚えると、体内からアドレナリンというホルモンが分泌されます。心拍数や血圧を上げて、体を戦闘モードにするためです。このアドレナリンのピークが6秒と言われているのです。

6秒さえ乗り切れば、体内からアドレナリンが消失していきます。副交感神経が働くようになるので、衝動的な行動をせずにすみます。

でも、6秒たたないうちに、何かをしゃべってしまったらおしまいです。「怒りに火がつく」とよく言いますが、しゃべることでアドレナリンに火がついてしまうからです。

また、相手から言い返されたり、無視されたりしたら、それもアドレナリンに火をつけることになります。

もし、どうしてもがまんできないことなら、6秒たって落ち着いてから冷静に気持ちを伝えるとよいでしょう。

そのときは、いつにも増して「ゆっくり」話すようにしてください。

ただでさえ、怒りにとらわれているときは早口になってしまうもの。「ゆっくりすぎる」と思うくらいのスピードでちょうどいいのです。

食事、睡眠、運動……一番大切なのはどれ？

自律神経の老化を防いで、若々しくいるためには、食事・睡眠・運動の3点が重要になります。

当たり前のことだと思う人もいるかもしれませんが、では、この3つのうちどれがいちばん重要か、答えることはできますか？

答えは「運動」です。なぜなら、「動かない」は「食べられない」「眠れない」に直結するからです。

とくに定年を迎えると、運動量がガクッと減ります。意識して動くようにしないと、「今日も一日、一歩も外に出なかった」なんて毎日を送ることになりかねません。

動かなくなると、どんなことが起こるでしょうか？

まず、お腹がすかなくなります。

ただでさえ年をとると基礎代謝が落ちるので、必要とするカロリーは少なくなります。そのうえ動かなかったら、体が食事を必要としなくなるのは当然です。

年をとっていても、体を動かしている人はたいていよく食べるものです。冒険家でプロスキーヤーの三浦雄一郎さんはお肉が大好きで、1〜2週間に一度は600〜800グラムのステーキを食べるそうです。

2021年に亡くなられた、小説家で尼僧の瀬戸内寂聴さんも、亡くなる直前まで毎日のようにステーキを食べていたといいます。

次に、眠れなくなります。

一般的に、年をとると睡眠時間が短くなるといいますが、どうしてだかおわかりでしょうか。自律神経やホルモンの問題もありますが、いちばん大きな理由は、日中の活動量が低下するからです。

それでも、規則正しい生活ができていればいいでしょう。私も睡眠時間は短いほうで、一日4時間くらいしか寝ていませんが、寝る時間は12時、起きる時間は4時と決めています。

問題なのは、生活リズムが崩れることです。夜になっても眠くならずに、就寝時間が朝方になってしまったり、翌日やることがなくて、昼ごろまで寝てしまったり。こうした生活を続けていると、自律神経が乱れてしまいます。

若い人でも、ひきこもりと呼ばれる人は、昼夜逆転している人が多いようですが、日中、体を動かしていないことが大きな理由でしょう。

このように、「動かない」は「食べられない」「眠れない」につながります。「食べられない」「眠れない」とエネルギーがなくなり、自律神経のコンディションも乱れて「もっと動かない」へと進行します。

こうした負のループにおちいらないよう、年を重ねた人ほど意識して動くことが重要です。

ジョギングよりも「ウォーキング」をすすめる理由

では、どんな運動をしたらよいのでしょうか。みなさんからよく聞かれる質問の一つです。

私は適度なウォーキングをおすすめしています。毎日20〜30分くらい、近所をゆっくりマイペースで歩くだけでかまいません。

ウォーキングは全身の血流をよくしますし、外の空気を吸うことでリラックスもできます。何よりお金もかからないのですから、やらない手はありません。

時間のない方には「ついでウォーキング」をおすすめしています。これは私もよくやる方法です。

たとえば、いつもより5分早く家を出て、少し遠回りして駅まで歩いてみる。帰りは最寄りの駅の一つ手前で降りて、家まで歩いてみる。通勤のついでにウォーキングをしてみるのです。

これなら、わざわざスポーツウェアに着替えて、スニーカーをはいて外に出るというひと手間がはぶけます。いつもと違う道を歩くことで、新たな発見もあるかもしれません。

あるいは、ショッピングモールに買い物に行ったとき、1階から最上階まで、すみずみまで歩いてみるのも楽しいかもしれません。「こんなお店があったんだ」といった新しい発見がありますし、雨や猛暑といった天候にも左右されません。

近年、郊外を中心に、巨大なショッピングモールが次々とオープンしています。

ためしに足を運んでみてはいかがでしょうか。

ウォーキングをする時間帯は、できれば朝よりも夜がいいでしょう。朝は交感神経が高まる時間帯なので、血管が収縮し、筋肉が硬くなっています。そのため、ケガをするリスクが高まります。

副交感神経が優位になる夕食後から、寝る1時間前までの間にウォーキングをすることで、全身の血流がよくなり、眠りの質の改善や、肩こり、腰痛の軽減にもつながります。

歩き方は「ゆっくり」を意識して、「1、2、1、2」と一定のリズムで歩くことがポイントです。

たまにウォーキングが苦しいとおっしゃる人がいますが、明らかにオーバーペースです。苦しくて続けられないのなら、苦しくないペースで歩けばいいのです。のんびり散歩しているような感じになるかもしれませんが、それでかまいません。

そのうち筋力も心肺機能も上がって、少しずつ速く歩けるようになります。

呼吸も「ゆっくり」を意識するようにしてください。ゆっくり呼吸をすれば、自然と深い呼吸になります。4秒かけて鼻から吸い、8秒かけて口から吐くのがおすすめの呼吸法です。


「ジョギングはどうですか？」と聞かれることもよくあります。楽しんで走っている方には申し訳ありませんが、私としてはあまりおすすめしていません。

もちろん、長年、習慣的にジョギングをやってこられた方は別ですが、ジョギングは運動量が多いため、どうしても呼吸が速く、浅くなり、副交感神経の働きが低下してしまうからです。

加齢で自律神経が乱れている方には、下がりぎみの副交感神経の働きをさらに下げてしまうジョギングよりも、深い呼吸で血流をよくし、体のすみずみまで酸素と栄養を届けることができるウォーキングがぴったりなのです。

「どんな運動なら続くか？」を考えよう

どんな運動をしたらいいかわからない人は、今お伝えしたようにウォーキングから始めてみるのがいいでしょう。あるいは、私がよくおすすめしているスクワットでもいいと思います。

ただし、もっともいい運動は「自分がワクワクすること」をすることです。どんな運動でも、続かなかったら意味がありません。続かないのは、たいてい自分が好きではないことをしているからです。本当に好きなことだったら、まわりに止められても続けるはずです。

どんな運動をしたらいいかを考えるより、「どんな運動だったら続けられるか？」「どうすれば続けることができるか？」を考えてみてください。

たとえば、スポーツという言葉を聞いて、どんなものが思い浮かびますか？　野球、サッカー、バレーボール、バスケットボール、テニス、ゴルフ、マラソン、水泳……。パッと思いつくのはこのあたりでしょうか。

でも、世の中は広いのです。自分がやったことのないスポーツがまだたくさんあるはずです。たとえば、スカッシュ、太極拳、アーチェリー、エアロビクス、フェンシング、カヌー、なぎなた、フィギュアスケート、トライアスロン……。

名前すら聞いたことのないようなスポーツも、世の中にはたくさんあります。たとえば、ペタンク、セパタクロー、ラクロス、クリケット、カバディ、アルティメット、インディアカ、フットゴルフ、モルック……。

みなさんはいくつ知っているでしょうか？

もしかしたらこの中に、あなたが夢中になれる、ライフワークになるようなスポーツがあるかもしれません。

自分が夢中になれるスポーツを見つけるには、どうすればよいでしょうか。

答えは一つ、たくさん「トライアル」をするしかありません。「ためしにやってみる」を何度もくり返すということです。

「チャレンジ」ではなく、トライアルです。なぜトライアルなのかというと、「チャレンジ」と考えてしまうと、ハードルが上がってしまうからです。

みなさんのご近所にも、ユニークなスポーツをやっているサークルがあるかもしれません。ためしに、のぞいてみてはいかがでしょうか。

「ゲーミフィケーション」でモチベーションを上げる

運動を継続させるために、ちょっとした工夫を「プラスワン」してみるのもおすすめです。

みなさんは、「ゲーミフィケーション」という言葉をご存じでしょうか？　スコアを競ったり、レベルアップを目指したり、ミッションをクリアしたりといったゲームの面白さを、ゲーム以外のものごとに応用することで、モチベーションを高めるしくみのことです。

このゲーミフィケーションを、日々の運動に取り入れてみるのです。

たとえば、ウォーキングをするにも、ただ歩くだけでは少し退屈です。そこで、タイムや歩数を測って記録しておくのです。

すると、1か月前は20分かかっていたのに、同じコースを15分で歩けるようになったとか、以前は3000歩でくたびれていたのに、今は5000歩でもそれほど疲れていないとか、レベルアップしている実感が得られます。

あるいは、自分で「スタンプカード」をつくって、ウォーキングを10回したら好きなお酒を飲める、100回したら温泉に行けるといったように、自分の目の前にニンジンをぶら下げておくのもおすすめです。

パートナーの方と、競ってみるのも面白いかもしれません。ウォーキング100回をどちらが早く達成できるか。勝った人にはごほうびが、負けた人には罰ゲームが待っています。

こうしてなんでもゲーム化することで、運動を継続することができます。最近では、タイムや歩数はもちろん、歩いたコース、心拍数、消費カロリーまで記録してくれるスマートフォンのアプリもあるので、ぜひ活用してみてください。

あるいは、体重をモチベーションにするのもいいでしょう。

私は人からよく「先生はスリムですね」とほめられるのですが、高校時代から体重がまったく変わっていません。食生活に気をつけているのもありますが、一番のポイントは、毎日体重を測っていることだと思っています。

体重を測るのは、一日のうちでいちばん体重が軽い朝と決めています。毎日、決まった時間に体重計に乗るようにすると、ちょっとした体重の変化に気づくようになるからです。

「今日は0・5キロ多いから、ちょっと長めにウォーキングをしよう」などと、すぐに手を打つことができます。

多くの方は、学生時代と比べて体重が増えているのではないでしょうか。でも、急激なダイエットは体によくありませんので、もし10キロ増えているなら、その半分の5キロ減らすことを目標にするのがちょうどいいと思います。

意識して目標を立てることは、とても重要です。というのも、たいていの人は定年を迎えると目標を失ってしまうからです。

これまでは、会社が目標を与えてくれていました。営業成績を前年比何パーセント上げようとか、ボーナスをあと何万円アップさせたいとか、あるいは部長になってやろうとか、いろんな目標があったと思います。

その目標がプレッシャーになるときもあったでしょう。でも、だからこそやる気も生まれていたと思います。

ところが、会社をやめてしまうと、目標を与えてくれる存在がなくなります。当然、やる気も生まれません。目標は自分で立てるしかないのです。

疲れているときほど動いたほうがいい

「本当は運動したいんだけど、疲れていて動く気になれない」

「疲れているときくらい、ゆっくり休みたい」

こうした訴えもよく耳にします。

気持ちはよくわかりますが、科学的にはむしろ、疲れているときほど体を動かしたほうがいいことがわかっています。なぜなら、現代人の疲れは、体の疲れではないことのほうが多いからです。


現代人の疲れには、2つのタイプがあります。

1つめは「脳の疲れ」。脳の疲れは、おもに人間関係から生まれます。

私はよく、ストレスの9割は人間関係だと言っています。まわりに気を遣ってぐったりしたり、一生懸命やっているのに嫌味や小言を言われたり、相手が思うように動いてくれなかったり……。

こうした精神的ダメージが脳に蓄積することで、慢性的な疲れが生じるのです。

たとえば、次のような症状はないでしょうか？

・集中できない
・やる気が起きない
・すぐにイライラする
・もの忘れが多い
・寝つきが悪い
・寝ても疲れがとれない

これらの症状は、いわば「脳の筋肉痛」のようなもの。当てはまる人は体ではなく、脳が疲れている可能性が高いでしょう。

2つめの疲れは、「座りっぱなし」による疲れです。

肉体労働で毎日汗を流しているという人は別として、多くの人はデスクワークやパソコン作業などで、イスに座りっぱなしのことが多いと思います。

人体の筋肉のうち、7割を占めるのが脚の筋肉です。座りっぱなしだと脚を動かさないため、この脚の筋肉の血流が悪くなります。

血流が悪くなると、先ほどお伝えしたように、酸素や栄養が細胞のすみずみまで行き渡らなくなり、老廃物や疲労物質も処理できなくなります。そのため、疲れたという感覚を覚えるのです。

座りっぱなしがもたらす健康への悪影響は、近年、世界中の研究で明らかになっています。

オーストラリアの研究機関によると、座っている時間が1日4時間未満の人に比べ、8〜11時間の人の死亡リスクは15パーセント、11時間以上だと40パーセントも増加するそうです。

また、糖尿病、高血圧、脳梗塞、心疾患、がん、さらにはうつ病、認知症など、さまざまな病気の引き金になるともいいます。

WHO（世界保健機関）も、座りすぎはタバコやアルコールより危険であり、世界で年間約200万人の死因になると警告しています。

脳の疲れも、座りっぱなしによる疲れも、いくら体を休ませたところで解消しません。解消するにはとにかく動いて、血流をよくすることが大切です。

何もする気がしないという人は、とりあえずソファやベッドから立ち上がってみてください。

何もする気がしないという人は、たいてい座ったり、横になったりしているものです。立ったまま、「何もする気がしない」と言っている人は、あまり見たことがありません。

立ち上がって、それから「何をしようかな」と考えるのです。立ち上がるとスイッチが入るので、「ウォーキングに行こう」「スクワットをやってみよう」といったポジティブな気持ちが生まれます。

一般的には、「今日は調子がいいからウォーキングに行こう」とか、「あまり疲れていないからスクワットをしよう」と考える人が多いと思います。もちろん、それが理想でしょう。

しかし、大事なのは疲れているとき、調子が悪いときの過ごし方です。つい、家でダラダラ、ゴロゴロしていませんか？

これでは悪い流れを断ち切ることができません。不調を引きずってしまうこともあります。

「疲れを吹き飛ばすためにウォーキングに行こう」

「元気になるためにスクワットをしよう」

こうした逆転の発想を持つことが大切です。

「心・技・体」ではなく「体・技・心」

自律神経を整える。

そして、積極的に体を動かす。

人生の後半戦では、すべてのベースとなるのは体のコンディションであることを、おわかりいただけたと思います。

よく「心・技・体」といいますが、私は「体・技・心」だと思っています。

最初に整えなくてはいけないのは「体」。体のコンディションが悪いと、いくら心が整っていても充実した毎日を送ることはできませんし、技（生活習慣、趣味など）を持っていたとしても、全力で打ち込むことができないからです。

三冠王に3度も輝いた、元プロ野球選手の落合博満さんも、動ける体、身につけた技術がメンタルを安定させ結果につながるとおっしゃっています。

ところが多くの人は、心から整えようとしがちです。やる気を出そう、ポジティブになろう、穏やかでいよう……。そう思うのは悪いことではありませんが、体がついてこなかったら意味がありません。


かくいう私も、かつては無気力な日々を過ごしていたことがありました。

40歳を過ぎたころでしょうか。あらゆることが面倒くさくなり、何をするにもやる気が出なくなってしまったのです。

このままではいけないと思った私は、自分を奮い立たせ、このトンネルを抜け出そうとしました。もっとやる気を出そう、ポジティブになろう……。しかし、思考が空回りするばかりで、事態は悪くなる一方でした。

そこで気持ちを切り替えて、今の自分でも無理なくできることをやってみることにしました。たとえば、エスカレーターがあっても階段を使う。これなら、やる気を失っている自分にもできると思いました。

するとどんどん体力がついてきて、それにともない落ちていた気持ちも上がってきたのです。

この経験を通じて、私は確信しました。「心・技・体」ではなく、「体・技・心」だと。


老後とは何か？　ひと言でいうとしたら「動かなくなること」です。

肉体的にも、精神的にも、動けなくなる、動かなくなる、動こうとしなくなる。それが、老後というものです。

老後をやめようと思うなら、とにかく動くこと。動いていると体力もつき、自律神経のバランスもよくなってきます。

まずは、座っているソファから立ち上がってください。そして、一歩を踏み出しましょう。

第3章

いつまでも若い人が毎日やっている習慣

寝る前の「3行日記」でワクワクする毎日に

「3行日記」は、毎日ワクワクして生きるためには欠かせないツールです。私の本を読んだことのある人にはおなじみかもしれませんが、ここで、改めてご紹介しておきましょう。

まず、3行日記とはどんなものかというと、その日一日にあったイヤなこと、もやもやしたことを吐き出して、その日一日にあった楽しかったこと、うれしかったことで上書きし、明日やるべきことを整理して書き出すという、きわめてシンプルな心のリセット術です。

ぐっすり眠ることができる、朝の目覚めがスッキリする、ストレスがなくなる、気持ちがリセットされる、前向きな気持ちになり、自律神経のバランスが整うことによって、免疫力がアップするなど、さまざまな効果が期待できます。

文字どおり、たった3行書くだけでいいので、忙しい人でも、面倒くさがりの人でも、かんたんに続けることができます。私自身、学生時代から続けていて、効果を実感しています。

それでは、さっそくやってみましょう。

まず、ノートとペンを用意してください。そして、夜寝る前に今日一日を振り返って、次の3つをそれぞれ1行で書き出してください。

①よくなかったこと（うまくいかなかったこと、嫌だったこと）
②よかったこと（うまくいったこと、感動したこと、うれしかったこと）
③明日の目標（もしくは今もっとも関心があること）

たったこれだけです。3～5分もあれば終わるでしょう。

書くときのルールは、次の5つです。

・手書きする

私はメモをするときも、スケジュールを書くときも手書きです。手書きのほうが記憶に残るので、「あれはなんだっけ」と迷うことがなくなり、ストレスを減らすことができます。

また、仏教の修行に「写経」があるように、書くことに集中するともやもやした気持ちを払うことができます。日常の悩みや不満をつかのま忘れ、別の世界へ飛んで翼を休めることができるのです。

パソコンやスマートフォンで書くと記憶に残りにくいですし、ブルーライトの影響で睡眠の質も悪くなります。ぜひ、手書きで書くようにしてください。

・寝る前に書く

ゆっくり一日を振り返る自分だけの時間を持つことで、自律神経によい影響を与えます。瞑想と似たような効果があるのです。副交感神経が活性化して、よく眠れるようになります。

・必ず日付と曜日を記入する

日付と曜日を記入することで、過去の振り返りがしやすくなります。

ある目標を立てたとしたら、目標を達成するのに要した期間、なぜ達成することができたのか、あるいはなぜ達成できなかったのかなど、みずから分析するときに役立ちます。

・①〜③の順番どおりに書く

「よくなかったこと」から書くのが重要です。イヤだったこと、つらかったこと、悲しかったことをぜんぶ吐き出してから「よかったこと」を書くことで、気持ちを前向きに切り替えるのです。

もし順番を逆にしてしまうと、「よくなかったこと」が記憶に刻まれてしまうので注意してください。

「よくなかったこともあったけど、よかったこともあった」と思うか、「よかったこともあったけど、よくなかったこともあった」と思うか。小さいようで、大きな違いなのです。

・ゆっくり丁寧に書く

文字の乱れは自律神経の乱れにつながります。時間がないときほど、ゆっくり丁寧に書いてください。

ウォーキングでおすすめした、4秒かけて鼻から吸い、8秒かけて口から吐く呼吸法をしながら書くのもおすすめです。

3行日記の習慣は、大切な一日が漫然と過ぎていくことを防ぎます。日常のなかで「今日は何を日記に書こうかな」と意識するようになり、「今日はこれを書こう」と考えることで希望が見えてくるのです。

最後に一つ、大事なことをお伝えします。「明日の目標」に書いたことは自分との約束だと思って、天候や体調などのやむを得ない事情がないかぎり、必ず実行するようにしてください。

「面倒だから明日でいいや」と先延ばしにしていると、ワクワクする毎日はやってきません。

夜寝る前に翌日のシミュレーションをしよう

定年を迎えると「毎日が日曜日」になりがちです。ダラダラ、ゴロゴロしていると、「今日は何もしないで一日が終わってしまった」という日が続くことになりかねません。

会社員のときは、会社が生活を管理してくれていました。何時になったら会社に来なさい。昼休みは何時から何時までとりなさい。何時になったら帰りなさい。何曜日は休みなさい……。それにしたがっていればよかったわけです。

しかし、会社をやめたらそうはいきません。日々の生活を、自分自身で管理する必要があります。

そこで、3行日記の次にやってほしいのが、寝る前に翌日の流れをシミュレーションすることです。

3行日記とは違って、書き出す必要はありません。2〜3分間、頭の中でざっと思い浮かべるだけでけっこうです。

朝、起きたらまず何をするか。午前中は何をしようか。出かける予定があるなら何を着ていこうか。人と会う約束があるならどんなことを話そうか。午後は何をしようか。夜は時間が空いているから好きな映画を1本観よう……。

こんなふうに一日の流れをイメージしておくのです。たったこれだけで、翌日の充実度は間違いなくアップします。

「今日は何もしないで一日が終わってしまった」ということが起こるのは、毎日の生活が行き当たりばったりだからです。

午前中は何をしようかと考えているうちにお昼になり、午後は何をしようかと考えているうちに夕方になる。「このままじゃマズい」と思って、とりあえず着替えてはみたものの何も思いつかず、コンビニエンスストアに行っただけで一日が終わる。

さらに問題なのは、ダラダラ過ごしたことを後悔し、イヤな気分で夜を迎えることです。イヤな気分で一日を終えると、それだけで睡眠の質が下がり、翌日のコンディションにも影響します。

もしダラダラしたいときは、前日のシミュレーションの時点で、「明日はダラダラしよう」と決めてください。

今日はたくさん動いたから、明日は昼まで寝ていようとか、午後はのんびりテレビを見ようとか、夕方からビールを飲もうとか、「ダラダラする一日」の計画を立てるのです。

そうすると、同じようにダラダラ過ごした一日でも、後悔することがありません。それどころか、計画どおりに過ごせたと達成感すらわいてきます。

アクティブに動くにせよ、ダラダラするにせよ、どちらにしても寝る前のシミュレーションが大切だということです。

一日を振り返って「ムダな時間」に気づく

もし余裕があれば、3行日記を書く前に、一日を振り返る時間をつくるとよいでしょう。

まず、3行日記とは別に、紙を1枚用意してください。そして、今日一日の流れを書き出してみるのです。

何時から何時までこれをした、何時から何時までどこへ行った、というように、できるだけ細かく書き出すようにしてください。

すると、自分がどんなことに、どれだけの時間を費やしたのかが一目瞭然になります。

そのうえで、次の2つの問いを自分の心に聞いてみてください。

- 本当にそれをする必要があったのか？
- その時間をもっと大切なことに使えなかったのか？

多くの人は、きっと反省することになるでしょう。効率よく時間を使っていると思っている人でも、意外なところでムダな時間を使っているからです。

朝ごはんを食べたあと、テレビのワイドショーを15分見てしまった。見なかったら、あと15分早く家を出ることができたのに。

インターネットで買い物をしていたら、30分たっていた。この時間でウォーキングに行くことができたのに。

気の進まない2次会につき合ってしまった。もし行かなければ、ずっと読みたかった本を読むことができたのに……。

お金が貯まらない人は、家計簿をつけることが大事だとよく言います。何にいくらお金を使っているのか可視化することで、初めてムダが見えてくるからです。この一日の振り返りは、さしずめ「時間の家計簿」といったところでしょうか。何にどれだけ時間を使っているのか可視化することで、ムダな時間が浮かび上がってくるのです。

平均寿命が延びたとはいえ、残された時間には限りがあります。貴重な時間を有意義に使うためにも、できるだけ自分の生活のなかからムダな時間をなくしていくようにしてください。

まとめると、次の3点セットが、私がおすすめする「夜のルーティン」です。

①一日の振り返り
②3行日記
③翌日のシミュレーション

まずは、ためしに1週間つづけてみてください。きっと嬉しい変化に気づくことでしょう。

スタートダッシュを決めるための朝の過ごし方

次に、「朝のルーティン」についてもお話ししておきましょう。

私はよく「朝をどう過ごすかで一日が決まる」とお伝えしています。副交感神経優位の状態から、スムーズに交感神経優位の状態へと切り替えることができれば、いい流れに乗ることができます。

しかし、切り替えがうまくいかないといい流れに乗ることができず、コンディションの悪いまま一日を過ごすことになってしまいます。

たとえば、休みだからといって昼まで寝ていたり、朝ごはんを食べなかったり、カーテンをしめっぱなしにしたりしていると、交感神経にスイッチが入りません。そのため、頭がボーッとして、ダラダラ、ゴロゴロするだけのつまらない一日になってしまいます。

反対に、家を出るギリギリまで寝ていたり、身じたくでバタバタしたり、駅まで走ったり、忘れものを取りに帰ったりすると、交感神経が急激にはね上がり、自律神経のバランスが乱れてしまいます。

ゆるやかに、スムーズに、副交感神経優位から交感神経優位へ切り替えることが大切です。

そのために取り入れたい、朝のルーティンをご紹介しましょう。

①カーテンを開ける

朝、起きたらまずカーテンを開けましょう。太陽の光を浴びると体内時計がリセットされ、交感神経へのスムーズな切り替えをうながします。

②部屋の空気を入れ換える

窓を開けて、新鮮な空気を取り入れましょう。外気にふれることで、交感神経にゆるやかな刺激を与えることができます。

③思いきり伸びをする

外の空気を感じながら、両手を上げてグーッと伸びをしましょう。眠っている体が目覚めます。

④コップ1杯の水を一気に飲む

寝ている間に失った水分を補給するとともに、眠っている腸に刺激を与えることでスムーズな便通をうながします。

⑤起きて1時間以内に朝食をとる

朝食をとると、体内時計を管理する「時計遺伝子」が動き出します。食物繊維とビタミンをとることを意識して、バランスのよい朝食で腸を動かしましょう。

⑥今日の流れを1分で確認する

前日にシミュレーションしたことを、もう一度おさらいしましょう。落ち着いて一日を始めることができ、忘れものなどの「うっかり」を防ぐことができます。

⑦外気に触れて体を動かす

活動することで元気の源・セロトニンが増加し、やる気がアップします。夜になるとセロトニンは睡眠をうながすメラトニンに変わるので、自然と眠くなります。

以上が、私がおすすめする「朝の7つの習慣」です。

朝起きてから「さあ、何をしようか」といちいち考えていたら、それだけで疲れてしまいます。日々の生活の基本的な行動は、できるだけルーティン化することをおすすめします。

慣れないうちは、この7つの習慣を紙に書いて、目立つところに貼っておくのもよいかもしれません。

みなさんは靴ひもを結ぶとき、「まずはこうして、次はこうして……」といちいち考えませんよね。それと同じように、何も考えなくても勝手に体が動くようになるまでつづけてみてください。

毎朝「鏡を見る人」はいつまでも若々しい

五木寛之さんのベストセラー『大河の一滴』（幻冬舎）に、いかにルーティンが大切かを教えてくれる、こんなエピソードがあります。

2020年に亡くなられた、作家・冒険家のC・W・ニコルさんに、五木さんがこんな質問をしたそうです。

「南極などの極地では、長いあいだテントを張って、くる日もくる日も風と雪と氷のなかで、じっと我慢して待たなければいけないときがある。そういうときに、どういうタイプの連中がいちばん辛抱づよく、最後まで自分を失わずに耐え抜けたか」

ニコルさんはこう答えました。

「それは必ずしも頑健な体をもった、いわゆる男らしい男といわれるタイプの人ではなかった」

「きちんと朝起きると顔を洗ってひげを剃り、一応、服装をととのえて髪もなでつけ、顔をあわせると『おはよう』とあいさつし、物を食べるときには『いただきます』と言う人もいる。こういう社会的なマナーを身につけた人が意外にしぶとく強く、厳しい生活環境のなかで最後まで弱音を吐かなかった」

極限状態のなかでも、朝起きたら身だしなみを整える。きちんと挨拶をする。そうした毎日のルーティンが自分を守ってくれるのです。

なかでも私が注目したのは、身だしなみです。南極のテント生活ほどではないにせよ、定年を迎えてからの生活も、身だしなみがおろそかになりがちです。ヒゲは伸びっぱなし、髪はボサボサ、鼻毛も出ている……。そんな状態では、どこかに出かける気力もわきません。家の中でダラダラ、ゴロゴロする生活になってしまいます。

人の目を気にしなくなったら、それが老後の始まりです。

みなさんは最近、自分の顔を鏡で見ていますか？　鏡に映った自分の顔をていねいに眺めていますか？　男性の場合、化粧をする機会がないので、見ていない人も多いかもしれません。

そんな人だって、若いころはデートのとき、ワクワクしながら鏡を見ていたはずです。そのころの気持ちを、もう一度思い出しましょう。

「自分の顔をじっくり鏡で見る」

ぜひ、朝のルーティンに取り入れていただきたいことです。

そのとき、鏡に向かってニッコリ笑ってみるのもおすすめです。楽しくないのに笑うなんてヘンだと思うかもしれませんが、つくり笑いでいいのです。だまされたと思ってやってみてください。

ポイントは、口角をキュッと上げることです。顔の筋肉の緊張がほぐれ、血流がよくなり、頭がスッキリします。気分が上がらないときは、とくに念入りにやってみてください。

その服装で電車に乗ることができますか?

服装をきちんとすることも重要です。どこにも出かけないからといって、パジャマのままや、よれよれのジャージで一日を過ごしてはいけません。

「出かける予定がなくても、きちんとした服に着替える」

これもぜひ、朝のルーティンに加えてください。

といっても、会社員のようにスーツを着て、ネクタイを締める必要はありません。きゅうくつな服を着ていると、それだけで交感神経が優位になり、コンディションが乱れてしまうので、むしろおすすめしていません。

夏であれば、襟のついたシャツに綿のチノパン。冬であれば、ウールのセーターにコーデュロイのズボン。イメージとしては、「これなら電車に乗れる」「これならデパートで買い物できる」と思える服装です。

いつもきちんとした服装をしていれば、思い立ったらすぐに外出することができます。ちょっと時間が空いたから映画館へ行こうとか、新聞広告に載っていた本が面白そうだから買いに行こうとか、フレキシブルに動くことができます。

反対にだらしないかっこうをしていると、着替えるという一手間がおっくうになり、腰が重くなってしまうのです。

ダラダラ、ゴロゴロしがちなときは、明るい色の服を着るのもおすすめです。色は自律神経に大きな影響を与えます。明るい色は交感神経を活性化し、やる気を高めてくれます。反対に、暗い色は副交感神経を活性化し、心をリラックスさせてくれます。

ダラダラ、ゴロゴロしているときは交感神経がダウンしているので、明るい服を着るほうがいいのです。

とくに男性の場合、年をとると暗い色の服を選びがちです。黒、グレー、茶色、紺色……。だからなのか、なんとなく活気がないように感じられます。

赤、オレンジ、黄色、青、緑、紫、ピンクなど、思い切って明るい色の服を着てみましょう。勇気が出ない人は、時計、帽子、マフラーなど、ワンポイントから始めてみるのもいいかもしれません。

忘れがちなのが「靴」です。きちんとした服装をしていても、靴が汚いと台なしです。

女性はデートをするとき、相手の靴と爪をチェックするといいます。細部にこそ、その人の本性が表れるからです。みなさんが思っている以上に、靴は人から見られていると思ってください。

そこで、ぜひ習慣にしてもらいたいのが「靴みがき」です。私も靴みがきを帰宅後のルーティンにしています。

靴みがきには、靴がきれいになることはもちろん、自律神経が整うというメリットもあります。よけいなことを考えず、靴をピカピカにすることに集中すると、自然と深い呼吸になるので、副交感神経の働きが活性化するのです。

靴がきれいになれば、その靴を履いて街へ出かけようという気持ちもわいてきます。まさに「一石三鳥」といえるのです。

「なんとなく一日が過ぎる」が一番よくない

ここまで読まれて、「ずいぶんストイックな生活だな」「自分にはとても真似できない」と思った人もいるかもしれません。

しかし、私は「1分1秒をムダにするな」とか、「ダラダラしないで生産性を上げろ」とか、そういう話をしているわけではありません。私だって、そんなあくせくした生活はまっぴらごめんです。

私が伝えたいのは、何をやるにしても意識的にやるということです。のんびりしたいなら、「なんとなく」のんびりするのではなく、「意識的に」のんびりしてもらいたいのです。

たとえば、のんびりテレビを見たいなら、「これから1時間は、このバラエティ番組を見るんだ」と意識して、積極的に楽しむようにするのです。

ほかにも「意識的なのんびり」として、次のようなものが考えられます。のんびりすることで副交感神経が活性化し、明日への活力にもつながります。

- 近くのカフェでモーニングを食べて「朝時間」を楽しむ
- 公園のベンチに座って、しばらく雲を眺めてみる
- サウナに行って「ととのう」を体験する
- 近所のおそば屋さんで明るいうちからお酒を飲む
- ソロキャンプをして自然の中で一人の時間を楽しむ

一番よくないのは、「ソファに横になって、なんとなくテレビを見ていたら1時間たっていた」という状況です。同じテレビを見るという行為でも、意識的に見るのとなんとなく見るのとでは、充実度がまったく違います。

なんとなく1時間が過ぎ、なんとなく1日が過ぎ、なんとなく1週間が過ぎ、な

んとなく1か月が過ぎていく。

早めに手を打たないと、なんとなく1年が過ぎ、なんとなく10年が過ぎ、なんとなく一生が過ぎてしまうことになりかねません。

休むときは「休む」と決める。遊ぶときは「遊ぶ」と決める。働くときは「働く」と決める。なんでも意識的にやることが大事なのです。

インスタグラムが教えてくれた「ワクワクの見つけ方」

新型コロナウイルスの感染拡大が始まったころだったでしょうか。私はSNS（ソーシャル・ネットワーキング・サービス）の「インスタグラム」に、スマートフォンのカメラで撮った写真を投稿するようになりました。今ではすっかり習慣となっています。

始めようと思ったきっかけは、目に映るものへの感動が薄れている自分に気づいたからです。

若いころは、街を歩いているだけで「素敵だな」と思う場面によく遭遇していました。

空が青くてきれいだなとか、花が咲いているのを見てきれいだなとか、変わったデザインのビルでかっこいいなとか、道行く人のファッションを見ておしゃれだなとか、いつも新しい発見がありました。

しかし、年を重ねていろんな経験を積むと、多少のことでは心が動かなくなりました。ワクワクしなくなるのです。

それなら、自分からワクワクするものを見つければいい、探しにいけばいいと思いました。

インスタグラムを始めてから、今日はどんな写真を撮ろうかと意識して歩くようになりました。すると、それまで気づかなかったことに目がとまるようになりました。

海の色、雲の流れ、木々のざわめき、道端に咲く花……。「目に映る景色の解像度」が、グンと上がった気がしました。

日常のいたるところに、ワクワクは転がっている。問題は、それに気づくことができるかどうかだけ……。

インスタグラムは、私にそんなことを教えてくれました。


「ワクワクすることなんて、かんたんに見つからないよ」

そう思っている人は、一つ大きな勘違いをしています。ワクワクするには、何か大それたことをしなくてはいけないと思っているのです。

ワクワクすることは、身近なところに転がっています。たとえば、ふだんよく行くコンビニエンスストアだって、ワクワクがあるかもしれません。

ワクワクすることを見つけるのは難しくない

いつものコンビニエンスストアに行ったら、ためしに「目に映る景色の解像度」を上げてみてください。

店内をぼんやり眺めるのではなく、商品の一つひとつ、パッケージの細かいところまで見ようとするイメージです。すると、今まで気づかなかった発見がたくさんあることに気づきます。

「こんなカップラーメンが売っているんだ。今日のお昼はこれにしようかな」

「珍しいビールが売っているな。ためしに飲んでみるか」

見えていなかったものが見えるようになることで、ちょっとした新しい体験につながるのです。

次は雑誌コーナーに行って、「目に映る景色の解像度」を上げてみてください。

そこにはいろんなマンガ雑誌が並んでいます。

マンガに興味のない人は、いつも素通りしていることでしょう。マンガ雑誌が並んでいるという事実すら、目に入っていないかもしれません。

どんなマンガ雑誌があるのか、ためしに一冊一冊、よく見てみましょう。もし、気になるマンガ雑誌があったら手にとって、パラパラとめくってみてください。

どこかでページをめくる手が止まったら……。

それがあなたの「ワクワク」の始まりかもしれません。


なぜこんな話をしたのかというと、じつは私は漫画『キングダム』のファンで、「週刊ヤングジャンプ」が発売になる木曜日になると、いつもワクワクしているからです。

でも、『キングダム』はたまに休載になるので、そのたびにがっかりしてしまいます。でも、このがっかりがあるからこそ、読んだときの喜びもよけいに高まると思っています。
マンガに興味のない人から見れば、子どもじみていると思われるかもしれません。でも、ワクワクするということは、つまりこういうことなのです。立派なことでなくても、自慢できることでなくてもいいのです。

「おとなは、だれも、はじめは子どもだった。しかし、そのことを忘れずにいるおとなは、いくらもいない」

これは、有名な『星の王子さま』（内藤濯訳／岩波書店）の冒頭に出てくる言葉です。

思えば私たちは、かつては誰もが子どもでした。あのころは、特別なことがなくてもワクワクしていませんでしたか？　それがいつしか大人になるにつれ、ワクワクする気持ちを忘れてしまいました。

日常のいたるところに、ワクワクは転がっている。問題は、それに気づくことができるかどうかだけ……。

子どものころに戻って、自分なりのワクワクを発見してください。

第4章

老後をやめれば日本は元気になる

田原総一朗さんの若々しさの秘訣とは？

私よりはるかに年上なのに、驚くほど元気な人がいます。その代表格が『朝まで生テレビ！』などでおなじみのジャーナリスト、田原総一朗さんでしょう。

田原さんは１９３４年生まれ。今年で89歳になります。私の父が１９３１年生まれですから、ほぼ同世代です。

先日、縁あって田原さんと対談させていただく機会がありました。最初はどうしてこんなにお元気なのだろうと不思議でしたが、話していくうちにその理由がよくわかってきました。

田原さんもやはり、「ワクワクする気持ちが大切だ」とおっしゃっていました。そして、「僕は好奇心が強いから、次から次へとやりたいことがわいてくる。会ってみたいと思ったらすぐ会う」ともおっしゃっていました。

好奇心とチャレンジ精神。それが、若々しさを失わないための最大の秘訣なのだと改めて確信しました。

田原さんは著書『堂々と老いる』（毎日新聞出版）の中で、こんなことをおっしゃっています。

「僕が前向きでいられる理由はただひとつ。好きなことだけをしているからだ。僕にとって唯一の趣味といえるのが人と話すことで、幸運にもそれが仕事につながっている。だからこの年になっても仕事をするのは少しも苦ではなく、むしろ挑戦意欲は年々高まっている。こうなったら、死ぬ間際まで現役でいようじゃないかと」

まさに「老後をやめる」スピリットにあふれた言葉です。「いくつになっても終わりを考えていない人」なんだなと、つくづく感じます。

その一方で、こんなこともおっしゃっています。

「ただし、それには心身ともに健康でいることが絶対条件だ」

田原さんは、還暦の年に大病をわずらった経験や、奥様に先立たれたとき「底なしの喪失感を味わい、立っていられないほど憔悴した」経験をお持ちです。健康の大切さは失ってみて初めてわかるといいますが、だからこそ、その大切さを理解していらっしゃるのだなと思いました。

柳井正さんが教えてくれる「チャレンジ精神」の大切さ

ユニクロの創業者・柳井正さんも、「いくつになっても終わりを考えていない人」だと心から思える人の一人です。

柳井さんは、1949年生まれ。私よりひと回りくらい年上です。柳井さんは今でも、ユニクロなどを傘下におくファーストリテイリング社の代表取締役会長兼社長をつとめています。

これくらいの年になると、多くの人はリタイアを考えるものです。

しかし柳井さんには、引退の2文字はないようです。今でもみずから経営の第一線に立ち、日本を代表する企業の指揮をとっているのです。

柳井さんはあるインタビューでこんなことをおっしゃっていました。

「人生でいちばん悔いが残るのは、挑戦しなかったことです」

柳井さんはユニクロを多店舗展開する際、父親からリスクをとらないほうがいいと反対されたそうです。しかし柳井さんは全国展開を目指し、さらには世界展開を目指しました。

いつだってチャレンジしつづける、その精神こそが、柳井さんを若々しくしているのではないかと思います。

田原さんや柳井さん、そして私の父などの行動を分析していると、年をとっても若々しい人の共通点が見えてきました。それは、次の3つではないでしょうか。

①好奇心

②チャレンジ精神
③仕事をしていること

この3つさえ失わなければ、いつまでも若々しくいられる。私はそう確信しています。

「求められて生きる」を目指す

年をとっても若々しい人の共通点に、「仕事をしていること」を挙げましたが、前にも述べたように、私は必ずしも賃労働ではなくていいと考えています。

たとえば「スーパーボランティア」として知られる、尾畠春夫さんという方をご存じでしょうか。2018年、山口県で行方不明になった男の子を無事に救助したことで、一躍注目を浴びました。

私は、尾畠さんがやっていることも、立派な「仕事」だと思います。対価が発生しなくても、人のためになったり、地域のためになったりするなら、仕事といえるのではないでしょうか。

世の中には、「求める生き方」と「求められる生き方」の2つがあると思っています。

若いうちは、前者の生き方に傾きがちです。こんな仕事がしたい、もっと年収を上げたい、異性からモテたい、人から評価されたい……。こうした野心があるのは悪いことではありません。

でも、年をとったら尾畠さんのように、後者の生き方にシフトしていくほうが幸せな人生を送ることができる気がします。

ここで重要なのは、「自分はどこから求められているのか」を知ることです。

会社員の人なら、「会社」と答える人が多いでしょう。もしくは、「子ども」と答える人も多いかもしれません。

ところが、会社を定年退職し、子どもが巣立ってしまうと、自分はどこから求められているのかがわからなくなります。「自分なんて誰にも求められていないんだ」とふさぎこんだり、閉じこもりがちになったりする人も多いようです。

そうならないためにも、「自分はどこから求められているのか」を知る、もしくは探すという作業が必要になってくるのです。

それは町内会の活動をすることかもしれませんし、よき祖父母として孫の世話をすることかもしれません。私の父のように、家庭教師として地域の子どもたちに勉強を教えることかもしれません。

いずれにしても一つ言えるのは、あなたを求めている人は必ずどこかにいるということです。もしいないと思うのなら、まだ見つかっていないだけです。

それなら自分から積極的に動いて、自分には何ができるのか、何が向いているのかを探しにいきましょう。

自分がどこから求められているのかわからない人は、まずは家のまわりのゴミ拾いから始めてみてはいかがでしょうか。

ご近所の人は、ゴミ拾いをしているあなたを見て「ありがとう」と声をかけるでしょう。感謝されると、自分は必要とされている、自分も人の役に立つことができるという自信がわいてきます。

大切なのは、こうした小さな成功体験を積み重ねることです。

私はこれまでいろんな人を見てきましたが、いちばん苦しそうな生き方をしているのは、求められていないフィールドで必死に求めて生きている人です。

反対に、いちばん楽しそうな生き方をしているのは、自分が求められているフィールドで生きている人です。

楽しく生きるためにも、自分が求められているフィールドを探してみましょう。

「免許返納」は新しいことを始めるチャンス

アクセルとブレーキの踏み間違えなどで発生する高齢者の暴走事故が、近年、問題になっています。そこで推奨されているのが、運転免許証の自主返納です。

免許を返納する必要はないとおっしゃる人も一部にいるようですが、私は返納に賛成です。年をとると認知機能が落ち、とっさの反応が遅れるようになるのは受け入れるべき事実です。

さらに怖いのは緑内障です。通常の視力検査では問題ないのに、暗くなると見えにくくなる。緑内障が進行していることに気づかず運転しつづけていると、大事故につながりかねません。

私の父も数年前、免許証を返納しました。私自身も、今はほとんど毎日車を運転していますが、80歳を迎えたらきっぱり返納しようと考えています。

しかし私は、免許返納をまったくネガティブにとらえていません。免許返納もまた人生の通過点であり、新しい人生のスタートだと思うからです。

たとえば、今までは車で行っていた場所まで、ウォーキングがてら歩いて行ってみる。健康にいいことはもちろん、「こんなお店があったのか」とか、「きれいな花が咲いているな」とか、新たな発見もあるでしょう。

電車、バス、飛行機、船といった公共交通機関を使うのも、なかなか楽しいものです。たとえば、鉄道の旅に出てみるのはいかがでしょうか。

在来線が一日乗り放題になる「青春18きっぷ」を使ってどこまで行けるか試してみる、話題の新型特急に乗ってみる、地方のローカル電車でのんびり旅をする……。車では味わえなかった旅ができます。

バスツアーや、フェリーを使った旅も面白そうですね。

車が運転できなくなって悲しんだり、ふさぎこんだりするのは、免許返納を「想定外」のことだと考えているからです。だから、いざ返納をせまられると動揺し、ネガティブな気持ちになってしまう。

だから私のように、まだ若いうちから何歳になったら免許を返納すると決めて、「想定内」にしておくといいのです。

これはすべてに通じる話です。老眼が進んで読書ができなくなった、足腰が弱くなってスポーツができなくなった、お酒を飲むとすぐに眠くなってしまう……。年をとって、できなくなることが増えるのは避けがたいことです。

しかし、あらゆることを「想定内」にしておけば、いざ自分がそうした事態に直面したとき、動揺することが少なくなります。

くり返しますが、年をとるとできなくなることが増えるのは当たり前。落ち込んだり、悲しんだりするのではなく、新しい体験をするチャンスととらえてください。

老後をやめれば日本も元気になる

私は定年制には反対です。定年制は、日本人の健康寿命を縮めているひとつの原因だと思うからです。

まだ働けるのに定年を理由にやめなければならないのは、その人の能力を無駄にし、社会にも不利益をもたらすと思います。

すでに海外では、定年制を法律で禁止している国や、廃止に向けて進んでいる国が多数見られます。

たとえば、アメリカ、イギリス、カナダ、オーストラリア、ニュージーランドには定年制がありません。アメリカの場合、1986年にADEA（雇用上の年齢差別禁止法）の改正により、一定年齢での定年退職が廃止されました。履歴書に年齢を書かせることも、法律で禁止されています。

一方、日本では、依然として「60歳定年制」が主流です。厚生労働省の発表によると、定年制を定めている企業は全体の95・3パーセント。規模が大きい企業ほど、定年制を定めている割合が高くなっています。

定年年齢は60歳とする企業が91・1パーセントと圧倒的多数で、61歳以上が8・7パーセント、65歳以上が6・2パーセントと続きます。

勤務延長制度、もしくは再雇用制度を定めている企業は77・0パーセントと、60歳以降も働くことのできる環境は整備されつつあるものの、ほとんどの企業が「60歳定年制」を定めていることには変わりありません。

もし、定年制度がなくなれば、間違いなく日本は元気になる可能性があります。具体的には次の4つのメリットが考えられます。

①人手不足の解消

少子化によって、ますます深刻化している人手不足。定年がなくなれば働くシニアが増え、人手不足をおぎなうことができます。

②税収アップ

定年がなくなると、社会の受益者だった人が支える側に回ります。現在、さまざまな分野で検討されている増税をしなくても、税収を上げることができます。

③個人消費が増えることによる景気回復

定年がなくなって個人の所得が増えれば、そのぶん消費も増えます。バブル崩壊以降、低迷している日本の景気が上向くことが期待できます。

④社会保障費の削減

定年がなくなることでシニアが元気になり、健康寿命が延びると考えられます。財政を圧迫している医療費、介護費などの社会保障費を削減することができます。

このように定年制をやめると、現在、日本が抱えている問題が一気に解決へ向かう可能性があります。

その一方で、「自分はそんなに長く働きたくない。さっさと退職金をもらってリタイアしたい」という人もいるでしょう。そういう人のために、早期退職のしくみをつくることも必要です。

一定の年齢でバッサリ切るのではなく、長く働くか、早くやめるかを自分で決めることができる。長く働きたい人も、早くやめたい人も、どちらも幸せになれる。そんな社会になってほしいと思います。

とはいえ、今すぐに定年制を廃止することは難しいでしょう。まずはファーストステップとして、定年の年齢を引き上げることや、履歴書の年齢で判断するのではなく、いまの能力、経験、知識を生かしてもらいたいと願っています。

老後をやめれば夫婦仲も円満になる

近年、「熟年離婚」が増えているとよく聞きます。

おもな理由は、「相手が自宅にいることがストレス」「会話がない」「スキンシップがない」「思いやりがない」などだそうです。

若い夫婦とは違い、浮気・不倫や、DV（ドメスティック・バイオレンス）が理由になることは少ないそうです。

私は、熟年離婚も「老後をやめる」ことで解決するのではないかと思っています。

まず「相手が自宅にいることがストレス」という理由ですが、どちらか一方でも仕事やボランティアをしていれば、たちまち解決する話です。ほどよい距離感が生まれ、ストレスなく生活することができるでしょう。

「会話がない」という理由も、年がら年中、家で顔を突き合わせていたら話題がなくなるのも当然です。どんどん外に出て、毎日ワクワクして過ごしていれば、今日はこんなことをした、こんなことがあったと、話題はいくらでも生まれます。

こうしておたがいの関係がよくなり、精神的な余裕も生まれてくれば、「スキンシップがない」「思いやりがない」という残りの理由も、自然と解消に向かうはずです。

熟年夫婦がうまくいくコツは、「ほどよい距離感」です。若いカップルのように、年がら年中、ベタベタする必要はありません。それよりも、いい意味で「家族」になることが大切です。

もし若いカップルのような胸がときめく関係だったら、交感神経が高まりすぎて、リラックスすることができません。そんな生活が続いたら睡眠の質も下がり、コンディションも悪くなるでしょう。

熟年夫婦にとっては、気を遣わず、落ち着くことのできる関係を目指すことが大事なのです。

そんな生活の中でも、感謝を伝えることは忘れないようにしてください。ちょっとしたことでも当たり前と思わずに、「ありがとう」を必ず言う。それだけでも、夫婦関係はよくなります。

緩和医療医の大津秀一さんは、死ぬときに後悔することの一つに「愛する人にありがとうと伝えなかったこと」を挙げています。

人生はいつ、何が起きるかわかりません。いざというとき後悔しないよう、結婚記念日などの節目で、これまでの感謝を伝えることも大事です。

直接、伝えるのが照れくさければ、手紙を書いてみるのもいいでしょう。ここでのポイントは、下手でもいいので必ず「手書き」で書くこと。気持ちが伝わればもちろん、自律神経のコンディションも整います。

人生は「プラマイゼロ」……死んで残るのは骨と灰だけ

医師の仕事は、つねに死と隣り合わせです。私はこれまで何百人という人の死に立ち会ってきましたが、つくづく思うのは死は平等だということです。

どんな人でもいつかは必ず死がおとずれます。死から逃れることはできません。そして、死んで残るのは骨と灰だけです。どれだけ成功しようと、どれだけお金や名誉を得ようと変わりはありません。

だから、人生は「プラマイゼロ」だと思っています。人は生まれて、最後はゼロで死んでいく。限りある人生をワクワクして生きるには、まずはこのシビアな事実に向き合う必要があると思います。

やる気が起こらない、動きたくないといって、ダラダラ、ゴロゴロしている人は、もしかしてこの事実を忘れているのではないでしょうか。死なんて自分には訪れないと思っているのではないでしょうか。

私は60歳を超えたころから、「一日一日が勝負だ」と思うようになりました。自分に残された時間はそれほど多くない。だから、今日という日を全力で生きる。いつ死んでも後悔しないように、やりたいことをやり尽くす。

そう心に決めたら、ダラダラ、ゴロゴロしている暇なんてありません。今この瞬間も、死へ向かって確実に進んでいるのですから。

「メメント・モリ」という言葉があります。「自分がいつか必ず死ぬことを忘れるな」という意味のラテン語です。

この言葉をいつも頭のどこかに置いて、死を迎えるその日まで、めいっぱい人生を謳歌してください。

死ぬのもそんなに悪くない

先日、義父が亡くなったのですが、葬儀でお坊さんがこんなことを言っていました。

「人生は毎日が修行です。修行から解放されるのだから、死ぬのもそんなに悪くありません」

なるほど、いいことを言うなと思いました。

私はこれまでたくさんの方を看取ってきましたが、その経験から間違いなく言えることが一つあります。

いくつであろうと、どんな病気であろうと、亡くなるときはみんな「いい顔」をしているということです。

究極のノーストレス状態とでもいうのでしょうか。まさに人生という修行から解き放たれたかのような、すがすがしい表情をしているのです。

しかし、多くの方は死を恐れているのも現実です。

「死ぬのは苦しくないですか？」

「怖くないですか？」

こうした質問を、私はこれまで何度となく受けてきました。不安になるのももっともだと思います。正解はだれにもわからないと思います。

私たち日本人が死を恐れるのは、死をゴールだと思っているからではないでしょうか。しかし、世界に目を向けてみれば、死をゴールだと思っている人のほうが珍しいのです。

多くの宗教では、死んだら天国に行けるとか、ふたたび生まれ変われるとか、死がゴールではないこと、死は通過点にすぎないことを説いています。それを信じている方は死を恐れることなく、息を引き取る瞬間までワクワクして生きることができるのだと思います。

ところが、日本人の多くは特定の信仰を持っていません。だから、死が通過点だと心の底から納得するのは難しい。でも、そういう見方が存在することは知っておいて損はないと思うのです。

死を通過点だと考える。

ゴールではなく、スタートだと考える。

すると、死というスタートに向かって生き切ることができる。

私は、死後の世界を信じていません。生まれ変わりも信じていません。しかし、死をゴールと考えない生き方には賛同します。

私はこの命が尽きる1秒前まで、ワクワクして生きていたいと思っています。そして、ワクワクしながら前のめりで死んでいきたい。

それが、幸せな人生の終わり方だと思うのです。

第5章 やりたいことが見つかる108のリスト

「自分が何をしたいか」よりも大切なこと

本書では、毎日をワクワクして生きることの大切さを、くり返しお伝えしてきました。そのことは、みなさんにも納得していただけたと思います。

しかし、「突然そう言われても、具体的に何をしたらいいかわからない」とおっしゃる方も多いのではないでしょうか。

自己啓発書などでよく目にするのが、「死ぬまでにやってみたいことを書き出してみましょう」というアドバイスです。

みなさんは、ジャック・ニコルソン、モーガン・フリーマン主演の映画、『最高の人生の見つけ方』をご存じでしょうか。余命半年と宣告された生まれも環境も違う二人が、「やりたいことリスト」をつくって世界中を旅し、「最高の人生」を見つけるというストーリーです。

この映画に登場する「やりたいことリスト」は次のような内容でした。

- 荘厳な景色を見る
- 見ず知らずの人に親切にする
- 泣くほど笑う
- マスタングを運転する
- 世界一の美女にキスをする
- 入れ墨を彫る
- スカイダイビングをする
- ストーンヘンジを見る
- ローマへ行く
- ピラミッドを見る
- タージマハルに行く

・香港に行く

とてもスケールの大きい「やりたいことリスト」ですね。実現可能かどうかはともかくとして、みなさんも参考にしてみてはいかがでしょうか。

ただ、私はこうも思うのです。余命宣告を受けたわけでもないのに、「死ぬまでにやってみたいこと」がスラスラと出てくる人が、はたしてどれだけいるのか。多くの人たちは、自分が何をやりたいのか、何をしたらいいのか、それすらわからなくて悩んでいるのではないだろうか……。

瀬戸内寂聴さんは、「何をしたらいいかわからない」という読者の悩みに対して、次のように答えています。

「自分が何をしたいのかわからないと相談されることがありますが、それは私にもわかりません。とにかく、一歩踏み出しましょう。健康な体を持っているなら働くことです。生きているだけで有難いのですから」

何をしたいかを考えるより、一歩踏み出してみること。

頭で考えるより、体を動かしてみること。

それが大切だと、瀬戸内さんはおっしゃっています。素晴らしいアドバイスだと思いました。


そこで私は、みなさんに「やりたいこと」を考えてもらうのではなく、「やりたいこと」をこちらで用意すればいいのではないかと考えました。

みなさんは、自分のやりたいことを考える必要はありません。リストから興味のあるものを選んで、ただ体を動かすだけでいい。動き回っていれば、そのうち自分が本当にやりたいことが見つかるかもしれません。

第5章では、そんなリストをみなさんにお届けしましょう。題して「やりたいことが見つかる108のリスト」。これまでさまざまな本を書いてきた私にとっても、まったく新しい試みです。
ぜひ、このリストをみなさんの生活に取り入れていただき、ワクワクする毎日を手に入れてください。

これと決めたら迷わずフルスイングしよう

リストは難易度別に、次のように分かれています。

「ステップ1　今すぐやりたいこと」
「ステップ2　明日やりたいこと」
「ステップ3　1週間後にやりたいこと」
「ステップ4　1か月後にやりたいこと」
「ステップ5　1年後にやりたいこと」

まずはステップ1から始めて、少しずつ難易度を上げていくとよいでしょう。

ここでのポイントは、少しでも興味を持ったら迷わずやってみること。「自分にできるだろうか」とか、「続かなかったらどうしよう」とか、迷っていると時間はあっという間に過ぎてしまいます。

迷ったときはいつでも、行動するほうを選ぶことが重要です。

散歩をしているときに居酒屋さんを見つけて「入ってみようかな」と思ったり、テレビで紹介されていたスーパー銭湯に「行ってみたいな」と思ったり。そんな場面はいくらでもあるでしょう。

でも、たいていの人は、そう思うだけで終わりです。実際には行動しない人が多いのです。

みなさんはそんなとき、意識して「行動するほう」を選ぶようにしてください。

たしかに行動するのはちょっと面倒ですが、「行動するほう」を選んで後悔することはまずありません。

疲れてしまって、お風呂に入るかこのまま寝ようか迷っているときのことを想像してみてください。

お風呂に入って、「ああ、やめておけばよかった」と思ったことは一度もないでしょう。「さっぱりした、入ってよかった」と思うのではないでしょうか。それと同じことなのです。

それに、ああだこうだと迷っていると、自律神経のコンディションも乱れてしまいます。頭の中に気がかりなことが存在していると、それが無言のストレスになるからです。

私はプロ野球チームのチームドクターをしているのですが、選手たちには「迷ったら絶対に打てませんよ」とアドバイスしています。迷っていると呼吸が乱れ、ふだんのプレーができなくなるからです。

やるならやる、やらないならやらない。迷いは自律神経の大敵です。

これと決めたら、よけいなことは考えずにフルスイングしましょう。ときには空振りに終わることもあるかもしれません。

しかし、フルスイングしなければホームランは生まれないのです。

「3行日記」と組み合わせることで効果は3倍に？

このリストをさらに有効活用したいと思ったら、本書でおすすめしている「3行日記」と組み合わせてみてください。やり方は非常にシンプルです。

①リストからやりたいことを選んで、3行日記の「明日の目標」に書く
②翌日、実践することができたら、感想を3行日記の「よかったこと」に記録す

る（実践できなかった場合は、反省点を「よくなかったこと」に記録する）

①～②を毎日くり返す。たったそれだけですが、人生をいい流れに乗せる強力なパワーがあります。

いちばんのメリットは、書くことで明日やることが明確になることです。やることが明確になっていれば、ワクワクした気持ちとともに翌朝を迎えることができます。そして、スタートダッシュを決めることができます。

朝になってから、「今日は何をやろうかな」と布団の中で考えているようではちょっと遅すぎるのです。

また、3行日記には「必ず日付と曜日を記入する」というルールがあったのを覚えているでしょうか。日付と曜日を記入しておくことで、あとから振り返るときに役立ちます。

振り返ることで、こんなこともできた、あんなこともできたという自信が生まれます。また、自分はどんなことをすると楽しいと感じるのか、どんなことをすると感動をおぼえるのか、自分を深く見つめ直すことができます。

逆に、この日はどうしてできなかったのか、なぜ先延ばしにしてしまったのかを分析することで、次に活かすこともできます。トヨタの「カイゼン」のように、失敗やうまくいかなかったことから学ぶことも大切です。


ビジネスシーンでよく使われる「PDCAサイクル」をご存じでしょうか。PLAN（計画）、DO（実行）、CHECK（評価）、ACTION（改善）の頭文字からなる、業務改善のための手法です。

もうお気づきかもしれませんが、①～②を毎日くり返すことは、PDCAサイクルを高速で回しているのと同じなのです。

- 何をするか計画を立てる（PLAN）

PDCAサイクルを活用する

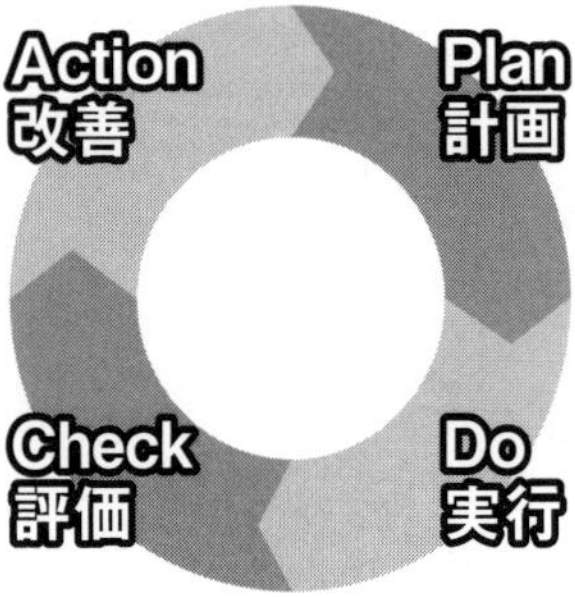

3行日記の「よかったこと」に記録する。実践できなかった場合は反省点を「よくなかったこと」に記録すると翌日にやることが明確になる。

リストの中からやってみようと思ったことを3行日記の「明日の目標」に書いて、翌日は迷わず実行。始める前から結果については考えない。

・計画を実行する（DO）
・できたかどうか評価する（CHECK）
・改善して翌日につなげる（ACTION）

こうして毎日を意識的に過ごしていれば、企業の業績が上向きになるように、みなさんの人生も上向きになっていくはずです。

元メジャーリーガーのイチローさんは、メジャーリーグの年間安打数の記録を破ったとき、こうコメントしています。

「小さなことを積み重ねることが、とんでもないところへ行くただ一つの道だと思っています」

たとえ小さなことでも毎日続けていれば、1週間後、1か月後、1年後……大きな違いが生まれるのです。

何かを始めるのに遅すぎるなんてことはない

リストの項目を選定するにあたっては、いくつか気をつけたことがあります。

1つめは、心にも体にもよい影響を与えるものであること。医師の立場から、自律神経のコンディションを整えてくれるものを優先的に選んでいます。

一方で、「大型バイクの免許をとる」「サーフィンに挑戦する」「ボクシングの大会に出る」など危険がともなうものは、たとえ面白そうなものでも外すことにしました。

シニアのケガは、寝たきりなど重症化しやすいという理由もありますし、緊張によって心拍数が高まったり、呼吸が乱れたりすることが、自律神経を乱すことにもつながるからです。

2つめは、誰でも手軽に実践できること。そうでないと続かないからです。三日坊主で終わってしまうのは、たいていハードルを高くしすぎていることが原因です。そのため、「ソファやベッドからとにかく立ち上がる」とか、「口角を上げてにっこり笑ってみる」とか、「そんな簡単なことでいいの？」と思われそうなことも入れています。

3つめは、できるだけ新しい経験をしてもらうこと。新しい経験は、新しい自分をつくってくれるからです。

といっても、大げさなことではありません。先ほども言ったように、ちょっとした「プラスワン」を意識すればいいのです。

たとえば、カラオケは多くの人が経験したことがあると思いますが、「一人カラオケ」を経験したことはあるでしょうか。リサイクルショップに不要品を売ったことはあっても、「メルカリ」を使って不要品を売ったことはあるでしょうか。

当たり前のことでも、やり方をちょっと変えてみるだけで、自分にとっての新しい経験になるのです。

「今日は、今までしなかったことをしましょうよ」

これは、映画『ティファニーで朝食を』のなかで、往年の名女優、オードリー・ヘプバーン扮するホリーが、売れない作家、ポールに言ったセリフです。ワクワクして人生を生きているホリーらしい、とても素敵なセリフだと思います。

年をとると誰でも、新しい経験をすることが少なくなります。いつものルーティンにおちいってしまうのです。それでは脳への刺激も少なくなり、認知症にもつながりかねません。

だからこそ、「今日は、今までしなかったこと」をしてみてほしいのです。

最後に、心にとめていただきたい注意点を一つだけお伝えします。

何をするにしても、ご自身の体力や健康状態と相談して、くれぐれも無理はなさらないよう注意してください。判断に迷ったときは、主治医に「これをやっても大丈夫ですか?」と聞いてみるのもいいかもしれません。

まじめな人ほど、「いったんやると決めたのだから、最後までやらなくては」と、自分を追い込みがちです。このリストはノルマではないのですから、肩の力を抜いて、楽しむことを一番に考えてください。

お待たせしました。いよいよリストの中身を紹介していきましょう。

ステップ1 今すぐやりたいこと

難易度 ★☆☆☆☆

1 ソファやベッドからとにかく立ち上がる

「何もする気がしない」という人は、たいてい座ったり、横になったりしているものです。まずは立ち上がって、それから何をしようか考えてみてください。

2 鏡に映った自分の顔をじっくり観察する

ひげが伸びていないか、鼻毛が出ていないか、肌荒れしていないか、歯が汚れていないか……。時間をかけてチェックしてください。

3 財布の中身をぜんぶ出して、いるものといらないものに分ける

ポイントカード、会員証、レシートなどでパンパンになっていると、会計のときにモタついてしまい、自律神経が乱れる原因にもなります。

4 家のまわりに落ちているゴミを拾う

ふだん目にとまらないだけで、意外とゴミは落ちているもの。率先して拾ってみてください。きっとご近所さんにも喜ばれるでしょう。

5 口角を上げてにっこり笑ってみる

しかめつらをしていると、自律神経が乱れ、血流も悪くなります。楽しくなくてもにっこり笑ってみてください。それだけで気分がパッと明るくなります。

6 サッシや網戸など、汚れがたまっている場所をそうじする

お寺では、そうじは大切な修行の一つとされています。心の汚れを落とすつもりでピカピカになるまで磨きましょう。

7 クローゼットを整理して、着なくなった服を処分する

着古してボロボロになった服はもちろん、たとえ新品同様であっても、この一年間で一度もそでを通していない服は思い切って処分しましょう。

8 昔、読んだ本をもう一度、読み返してみる

本棚に入れっぱなしの本はありませんか？　1冊、引っ張り出してきて、読み返してみましょう。以前は気づかなかった、新しい発見があるかもしれません。

9 家の中にあるカーテンをぜんぶ洗濯する

カーテンも意外と汚れているもの。すべて外して洗濯してみましょう。部屋がスッキリすることはもちろん、気分までスッキリします。

10 冷蔵庫の中身をチェックし、期限が切れている食材を処分する

冷蔵庫、冷凍庫が食材であふれているなら、一度すべて外に出して、いるものだけを戻してください。定期的なチェックは、食品ロスの削減にもつながります。

11 靴をピカピカになるまで磨く

よけいなことを考えずに一つのことに集中すると、自然と深い呼吸になります。靴がきれいになると、その靴を履いて出かけようという気分にもなります。

12 近くの公園に行って自然の豊かさを感じる

都会に住んでいても、意外なところに自然は残っているもの。木の芳香成分であるフィトンチッドには、自律神経を安定させる作用もあるといわれています。

13 ちょっとだけ遠回りをして「ついで散歩」をする

散歩のために外へ出るのがめんどうなら、通勤のついでや、買い物のついでに散歩をしましょう。いつもと違う道を歩くことで、新たな発見もあるかもしれません。

14 使っていないアプリや、見ていないブックマークを整理する

スマートフォンの画面が、使っていないアプリであふれていませんか？　見すぎを防ぐためにも、一画面におさまるくらいに減らすことをおすすめします。

15 昔の手紙を整理する

年賀状や暑中見舞など、捨てずにため込んでいる手紙はないでしょうか？　処分するついでに、疎遠になっている人を思い出すきっかけをつくってみましょう。

16 好きではない人の連絡先を電話帳から削除する

ストレスの9割は人間関係だと言われています。携帯電話の電話帳を整理して、自分にとって大切な人、好きな人だけを残しましょう。

17 家から一番近い神社へ行ってお参りをする

家の近くにある神社は、あなたを守ってくれる「氏神さま」です。感謝を伝えに行きましょう。ちなみに私は、週の初めの月曜日に必ず神社へ行っています。

18 家族と一緒に次の週末の予定を立てる

当日の朝を迎えて、「今日は何をしようか」と考えるのでは遅すぎます。ワクワクするようなアイデアをたくさん出し合い、何をするかを決めておきましょう。

19 ウォーキング、スクワットなど手軽にできる運動をする

スポーツウェアに着替える必要はありません。準備運動もいりません。とにかく立ち上がって体を動かしましょう。運を動かすと書いて「運動」です。

20 フラワーショップで花を買ってきて花瓶に生ける

花が一輪あるだけで、部屋の雰囲気がガラリと変わります。花の香りには、自律神経を安定させる効果もあります。

21 夜空を眺め、星座や流れ星を探してみる

ゆっくり空を眺めたのはいつ以来ですか？　最近は、どこにどんな星座があるか教えてくれるアプリもあります。広大な宇宙にしばし思いを馳せてみてください。

22 翌日に着る服を用意し、枕元に置いておく

準備をしておくことで、落ち着いた精神状態で一日をスタートすることができます。私は服だけでなく、履いていく靴まで準備しています。

23 半身浴でいつもより長めにお風呂に入る

面倒だからといって、シャワーですませていませんか？　私のおすすめは、「全身浴5分→半身浴10分」。お湯は、ややぬるめの39度くらいに設定しましょう。

24 毎晩、寝る前に「3行日記」を書くことを習慣にする

本書で紹介した「3行日記」を、実践してみましょう。「今日はこんな一日だった」「明日はこんな一日にしよう」と、頭の中で考えるだけでもいいでしょう。

25 布団の上に正座して、感謝の言葉を心の中で唱える

「今日も一日ありがとうございました。明日もよろしくお願いします」と、寝る前に心の中で唱えてください。感謝ほど自律神経が整うものはありません。

ステップ2 明日やりたいこと

難易度 ★★☆☆☆

26 いつもよりも1時間早く起きてみる

その日のコンディションは朝に決まります。バタバタ、あるいはダラダラしないよう、いつもより早めに起きて、余裕のある時間を過ごしましょう。

27 近所のカフェに行ってモーニングを食べる

朝食はどうしても似たようなメニューになりがちです。たまには散歩がてら、外で食べてみてはいかがでしょうか。いつもの朝が「特別な朝」に変わります。

28 ベランダに出て、5分間ストレッチをする

散歩に出るのがめんどうなら、ベランダでストレッチをするだけでもいいでしょう。太陽の光を浴びることで、体内時計もリセットされます。

29 マインドフルネス（瞑想）をやってみる

自律神経を安定させる手軽な方法として、マインドフルネスはおすすめです。「4秒かけて鼻から吸い、8秒かけて口から吐く」呼吸法を意識してください。

30 エスカレーター、エレベーターを使わず階段を上る

私は、7階までなら階段を使うようにしています。こうした毎日のちょっとした心がけが、健康寿命を延ばすことにつながります。

31 サウナに行って「ととのう」感覚を体験する

私は、サウナを「自律神経の筋トレ」と呼んでいます。ご自身の健康状態と相談のうえ、「サウナ→水風呂→外気浴」を3セットほどやってみてください。

32 好きな匂いの香水を買ってつけてみる

男性の場合、「人生で一度も香水をつけたことがない」という人も多いでしょう。香りにはリラックス効果があり、自律神経にもよい影響を与えます。

33 睡眠の質をよくするために、自分に合った枕を買いに行く

世界で活躍するトップアスリートは、みんな寝具に強いこだわりを持っています。

快眠を手に入れるために、あなたにとって最高の枕を探してみませんか？

34 **図書館、資料館などに足を運び、自分の街の歴史を学ぶ**

自分が住んでいる街のことを、あなたはどこまで知っていますか？　遠くまで行かなくても、身近なところに学びのテーマは転がっているのです。

35 **デパートに行って使い勝手のよいカバンを買う**

モノを取り出すたびにカバンの中を探し回る……。こんなささいなことでも自律神経は乱れます。あなたにとって最高のカバンを探してみましょう。

36 **近所の公営プールに行ってスイミングを楽しむ**

公営の施設は利用料金も安いので、ぜひ活用してみてください。ジムやサウナが併設されているところもあるので、一日中、楽しむことができます。

37 **「一人カラオケ」をして大声で歌いまくる**

若い人の間で、「一人カラオケ」が流行っているのをご存じですか？　一人なら誰にも気がねなく、好きな曲を好きなだけ歌うことができます。

38 **店員さんに「ありがとう」と言葉に出して感謝を伝える**

商品を受け取ったとき、頭を下げるくらいはするかもしれません。しかし、それでは気持ちは伝わりません。声に出して感謝を伝えてみましょう。

39 **「ネットフリックス」などで話題のドラマを一気見する**

レンタルビデオ店に行かなくても、好きなときに、好きなだけ映画やドラマを見ることができる時代。とくに、天候の悪い日におすすめの過ごし方です。

40 **自宅のベランダでちょっとした野菜を育ててみる**

大きな庭がなくても、畑を借りなくても、家庭菜園をすることはできます。ベランダの一角を使って、ミニトマトやハーブなどを育ててみましょう。

41 **図書館に行って、読んだことのないジャンルの本を借りてくる**

本は新しい世界への扉を開くカギになります。一つひとつの棚をゆっくり見て回って、ピンときた本を手に取ってみましょう。

42 **昔、弾いていた楽器にもう一度さわってみる**

小さいころ習っていたピアノ、学生時代に夢中になったギター。ほこりをかぶっている楽器はありませんか？　音楽には、自律神経を整える効果もあります。

43 写真をスキャニングしてデータ化する

紙の写真は意外と場所を取るものです。スキャナで取り込んで、データ化しましょう。パソコン上でオリジナルのアルバムをつくるのも楽しいです。

44 近所の猫カフェに行って猫とたわむれる

ペットが飼えない環境でも、動物とふれ合う手段はいろいろあります。動物とふれ合うことで、幸せホルモン「オキシトシン」の分泌も期待できます。

45 近所のおそば屋さんで明るいうちからお酒を飲む

「昼間からお酒なんて」と思う人もいるかもしれませんが、たまにはいいものです。自分の中のタブーを破ることは、ワクワクにつながる近道でもあります。

46 いろんな国のビールを買って飲み比べてみる

いつも同じ銘柄のビールばかり選びがちですが、大きめのスーパーに行くと、さまざまな国のビールが売っています。旅に出た気分で、味の違いを楽しみましょう。

47 不要品を「メルカリ」などのフリマサイトに出品する

有名な「メルカリ」をはじめ、「ペイペイフリマ」「楽天ラクマ」など、さまざまなフリマサイトがあります。いずれもスマートフォンがあれば取引可能です。

48 しばらく会っていない友人・親戚に手紙を書く

新型コロナウイルスのパンデミックで、疎遠になってしまった人はいませんか？

手書きで文字を書くことは、自律神経を安定させることにもつながります。

49 フェイスブックなどのＳＮＳを使って旧友に連絡をとる

連絡先がわからなくなってしまった友人も、今の時代ならＳＮＳで連絡をとることができるかもしれません。まずは相手の名前で検索してみましょう。

50 家族に感謝の気持ちを伝える手紙を書く

感謝することで、自律神経が整います。いちばん身近な家族に、面と向かっては言えないことを手紙にして伝えてみましょう。

ステップ3　1週間後にやりたいこと

難易度　★★★☆☆

51 自分の趣味や得意なことをインターネットで発信する

一人でコツコツ楽しむのも悪くありませんが、せっかくならSNSやブログで発信してみましょう。気の合う仲間もできるかもしれません。

52 やったことのないスポーツにチャレンジしてみる

スカッシュ、ラクロス、太極拳など、世の中にはあまりなじみのないスポーツがたくさんあります。その中から、ライフワークが見つかるかもしれません。

53 寄席に足を運んで、落語や漫才を鑑賞する

笑うことで、がん細胞やウイルスをやっつける「ナチュラルキラー細胞」が活性化します。健康のためにも、意識して「笑う習慣」をつくりましょう。

54 スポーツジムに入会して筋トレやエクササイズを始める

ウォーキングやスクワットだけでは飽き足りないと思ったら、近所のスポーツジムに入会してみましょう。新しい人との出会いもあるかもしれません。

55 DIYで庭にウッドデッキをつくってみる

難しそうと思うかもしれませんが、ユーチューブなどを見れば、ていねいにつくり方を教えてくれる人がいます。ケガだけは十分に注意してください。

56 市民講座に参加して、パソコンの使い方を学ぶ

市区町村が主催する講座の中には、無料で参加できるものもあります。基本的なスキルを身につけておけば、仕事や副業、趣味の幅も広がるでしょう。

57 ぬか漬け、みそ、甘酒など、自家製の発酵食品をつくる

腸内環境のコンディションをよくするために、発酵食品は欠かせません。毎日食べるものですから、手づくりしてみるのはいかがでしょうか？

58 遊園地へ行って絶叫マシーンにチャレンジしてみる

交感神経がダウンぎみの方は、ジェットコースターに乗って、ドキドキする体験をしてみてはいかがでしょうか。大声で叫ぶことは、ストレス解消にもなります。

59 競馬場に行ってためしに馬券を買ってみる

まじめな人ほど「ギャンブルなんてとんでもない！」と思うもの。その思い込みを、あえて壊してみませんか？　ただし、ハマりすぎには注意してください。

60 デンタルクリニックで歯のホワイトニングをする

年をとると、どうしても歯が黄色くなったり、汚れがとれなくなったりするもの。歯が白くなると、見た目が5歳若返るとも言われています。

61 美容院に行って髪を明るい色に染める

いい年なのに、髪を染めるなんて恥ずかしい……。そう思った瞬間から、老後が始まります。死ぬまでおしゃれを楽しみましょう。

62 今までつくったことのない料理に挑戦してみる

たとえば、市販のルーを使わずに、カレーをつくってみるのはいかがでしょうか。スパイスのよい香りは、自律神経にもよい影響を与えるかもしれません。

63 語学スクールに入学して新しい言語を学ぶ

英語、中国語、韓国語、フランス語……好きな言語でかまいません。旅をもっと楽しみたい、字幕なしで映画を観たいといった願いがかないます。

64 フリーマーケットに出店していらなくなったものを売る

片づけをして不要品がたくさん出てきたら、ぜひ参加してみましょう。お客さんと値段交渉をしたり、お隣さんとおしゃべりをしたりするのも楽しみの一つです。

65 小学生の登下校の「見守りボランティア」に参加する

子どもたちとふれ合うことは、若さを保つうえで最高のクスリです。何かと物騒な昨今、あなたの力で子どもたちの安全を守ってください。

66 子どもや孫を呼んでホームパーティーを開く

新型コロナウイルスの影響で、会えない日々もあったかもしれません。腕によりをかけた料理を用意して、「空白の期間」を取り戻しましょう。

67 小さいころ通っていた幼稚園に行ってみる

思ったより道が狭いとか、遊んでいた公園がまだあるとか、いろんな発見があると思います。過去を懐かしむというよりは、新しい発見をしに行きましょう。

68 「ミシュラン」に掲載されたお寿司屋さんに食べに行く

少しだけぜいたくして、最上級のお寿司を食べに行きませんか？「いいもの」を知っておくことは、その後の人生を豊かにすることにもつながります。

69 ちょっとした副業で月5万円稼いでみる

ウェブライター、ウーバーイーツの配達、アンケートモニターなど、気軽にできる副業が増えています。まずは月5万円を目指して、チャレンジしてみましょう。

70 「やりたくないことリスト」をつくってみる

ワクワクする人生を生きるには、「やりたくないこと」を明確にすることも重要です。ノートを用意し、思いつくまま「やりたくないこと」を書き出しましょう。

ステップ4 1か月後にやりたいこと

難易度 ★★★★☆

71 若い人がたくさんいる職場でアルバイトをする

年の離れた人と交流することは、老いを遠ざけてくれる特効薬です。無理のない範囲でかまいませんので、若い人がいるところへ飛び込んでみましょう。

72 近所の子どもたちに自分の得意なことを教える

私の父のように家庭教師をするのもよし。少年野球のコーチをするのもよし。人に教えることで、さらに自分の理解が深まるという思わぬメリットもあります。

73 保護犬・保護猫を救うボランティアをする

行き場のない犬や猫を保護し、新しい家族を探す保護犬・保護猫ボランティア。あなたの力で、「殺処分ゼロ」の社会をつくりましょう。

74 自分のユーチューブチャンネルをつくって動画を公開する

スマートフォン一台あれば、動画の撮影から編集、アップロードまで完結できる時代です。グルメ、旅、本の紹介など、好きなテーマで発信してみましょう。

75 人間ドックで全身をくまなく調べてもらう

コロナ禍での「検診控え」の影響で、進行がんが増加しています。不安を払拭するためにも、人間ドックでていねいに調べてもらうことをおすすめします。

76 リゾートで1週間「ワーケーション」をしてみる

ワーケーションは、「ワーク（仕事）」と「バケーション（休暇）」を組み合わせた造語。リフレッシュしつつ、仕事や勉強に集中して取り組むことができます。

77 「ソロキャンプ」で一人きりの時間を満喫する

最近、ブームになっている「ソロキャンプ」。焚き火をしながらお酒を飲んだりするだけでも、ふだんは味わえない豊かな時間を過ごすことができます。

78 「青春18きっぷ」を使って、降りたことのない駅を訪れる

JR線の普通列車が、一日あたり2410円で乗り放題になる「青春18きっぷ」。

あえてのんびり時間をかけて、知らない街まで行ってみませんか？

79 温泉ソムリエ、ビール検定などユニークな検定に挑戦する

他にも、神社検定、映画検定、野球知識検定、だしソムリエ、愛犬飼育スペシャリストなど、調べてみると面白い検定がたくさん見つかります。

80 自分のルーツをたどって「家系図」をつくってみる

家族や親戚に話を聞いたり、役所から戸籍謄本を取り寄せたりすることで、ルーツをさかのぼることができます。意外なご先祖さまと出会えるかもしれません。

81 美しい海でシュノーケリングを楽しむ

スキューバダイビングと違い、シュノーケリングは初心者でも楽しむことができます。多くの観光地では体験ツアーが用意されているので、申し込んでみましょう。

82 テレビ番組のオーディションを受ける

芸能人は年齢より若く見えますよね。人前に出ることは若さの秘訣です。ドラマのエキストラ、広告のモデル、のど自慢大会など、積極的に応募してみましょう。

83 ハンドメイドの雑貨をインターネットで販売する

「ベイス」「ストアーズ」「ミンネ」など、インターネットで自分のショップが簡単につくれる時代です。手仕事が好きな人、手先が器用な人におすすめです。

84 自宅に映画館のようなシアタールームをつくる

子どもが使っていた部屋が、空き部屋になっていませんか？　物置にするのはもったいない。きれいに片づけて、あなただけの映画館をつくってみましょう。

85 レンタカーを借りて北海道をぐるっと1周してみる

高齢ドライバーの事故が社会問題になっています。年をとって運転できなくなる前に、好きな土地へ行って思い切りドライブを楽しんでおきましょう。

86 犬、猫、ハムスターなどのペットを飼う

動物とふれ合うと、「幸せホルモン」と呼ばれるオキシトシンが分泌されます。また、命を預かることによる責任感は、人生に張り合いをもたらします。

87 地震などの被災地でボランティア活動をする

地震、台風、火山の噴火などの被災地へ駆けつけ、さまざまな活動を担う災害ボランティア。人から感謝されることは、大きな生きがいにつながります。

88 自然環境保護に取り組んでいる市民活動に参加する

森林の保全、河川の美化、野鳥の保護などに取り組んでいる市民団体が身近にありませんか？　あなたの手で、地域の自然を次の世代に手渡しましょう。

89 プロのカメラマンに自分の写真を撮ってもらう

SNSのアイコンにするのもよし、万が一のときの遺影にするもよし。インターネットのクラウドソーシングを活用すれば、それほどお金もかかりません。

90 遺言状を作成し、お金のことで問題が起こらないようにする

少しでも気がかりなことがあると、新しい人生を十分に楽しむことができません。専門家の力を借りて、できるだけ早めに解決しておきましょう。

ステップ5　1年後にやりたいこと

難易度　★★★★★

91 **仲間とバンドを組んでライブハウスで演奏する**

「1年後、家族や友人たちの前でこの曲を演奏する」。こうした具体的な目標を立てると、練習にも身が入るものです。今からコツコツ進めていきましょう。

92 **自分の得意なことを活かしたビジネスを始める**

コンサルタントなど、長年の経験がものを言うビジネスはたくさんあります。起業に年齢は関係ありません。

93 **無農薬で野菜をつくり「道の駅」などで販売する**

道の駅などさまざまな場所で、農産物直売所を見かけるようになりました。家庭菜園から一歩進み、スモールビジネスとしての野菜づくりに挑戦してみましょう。

94 **田舎に家を買って、都会との二拠点生活をしてみる**

空き家や過疎化が問題になっている地域では、驚くような安い値段で家が売られています。DIYで修繕しながら、自分の「王国」をつくってみましょう。

95 フルマラソンの大会に出場して完走する

マラソンブームの昨今、日本中でマラソン大会が開かれています。次シーズンの参加を目指して、少しずつ練習を積み重ねてみてはいかがでしょうか？

96 ギャラリーを借りて、自分が描いた絵を展示する

1か月に1～2枚のペースで描いていけば、1年後には個展を開けるだけの作品がたまります。人に見せるのと見せないのでは、モチベーションも違います。

97 これまでの人生を振り返った「自分史」を本にする

生まれたときから現在までの人生を、文章につづってみませんか？　原稿ができ上がったら、業者に頼んで印刷・製本してもらいましょう。

98 日本に登録されている世界遺産をすべて巡ってみる

屋久島、白神山地、白川郷、厳島神社、知床、富岡製糸場など、現時点で25件の世界遺産が登録されています。一度は訪れてみたい場所ばかりです。

99 簿記、TOEICなど仕事に活かすことのできる資格を取る

他にも宅建士、ファイナンシャルプランナー、マンション管理士など、さまざまな資格があります。きっとこれからの人生の武器になるでしょう。

100 町内会・自治会の会長に立候補する

地域のコミュニティに参加するようになると、さまざまな課題も見えてきます。あなたが先頭に立って、問題解決に取り組んでみませんか？

101 語学を身につけて、海外で1か月のロングステイをする

観光地をめぐる旅もいいものですが、滞在することでよりその土地のことがわかります。現地の学校に短期留学してみるのも、忘れられない経験になるでしょう。

102 富士山の山頂からご来光を眺める

日本人に生まれたからには、一度は挑戦してみたいですよね。でも、いきなり登るのは無謀です。まずは低山から始め、1年かけて体力をつけていきましょう。

103 豪華客船のクルーズツアーに参加する

短いもので1週間ほど、長いものではおよそ3か月かけて地球を1周するプランもあります。時間に余裕のある今こそ、思い切って参加してみてはいかがでしょう。

104 ニューヨークのブロードウェイで本場のミュージカルを観る

他にも、ルーブル美術館で『モナ・リザ』を見る、ウィーン国立歌劇場でオペラを観るなど、世界の一流と呼ばれる芸術にふれる旅に出てみましょう。

105 ダイエットをして、学生時代と同じくらいの体重に戻す

私は学生時代から、まったく体重が変わっていません。1年かけてゆっくりと、無理のないダイエットに取り組んでみてはいかがでしょうか。

106 小・中・高校、それぞれの同級生に声をかけて同窓会を開く

コロナ騒動もようやく落ち着いてきました。声をかけられるのを待つのではなく、自分からすすんで幹事を引き受けてみませんか?

107 パーティーを開き、友人・知人に感謝の気持ちを伝える

「生前葬」が静かなブームですが、やや暗い印象がつきまといます。これまでお世話になった人を集め、楽しく盛り上がれるパーティーを開くほうがよいでしょう。

108 まだやっていないことを、あと108個書き出してみる

行動する習慣が身につくと、やってみたいことが自然とあふれてきます。直感にしたがって書き出してみてください。書き出したら、すぐ実行に移しましょう。

おわりに

夢を持っている人に「老後」は訪れない

「死ぬまでになしとげたい夢はありますか？」

みなさんはこう聞かれて、パッと答えることができるでしょうか。

じつは、私は一つだけあります。今まで公言していなかったのですが、この場を借りて発表したいと思います。

それは、多くの人に勇気と希望を与えるような小説を書くことです。

私はこれまで医師として、健康や医学についての本を数多く書いてきました。おかげさまでたくさんの方に読んでいただき、中にはミリオンセラーになった本もあります。

しかし、小説はこれまで一冊も出していませんでした。小説を書いてほしいという出版社からのオファーもありませんでしたし、そもそも書く時間もなかったからです。

そんな私も、あと数年で定年を迎えます。新しい人生を迎えるにあたり、私はこんなことを考えました。

「医師という肩書きを外して、生身の『小林弘幸』という人間として本当にやってみたいことはなんだろう？」

答えは自然と浮かんできました。「小説を書くこと」でした。

みなさんにも、これまで積み重ねてきたキャリアがあると思います。私の父のように、そのキャリアを活かして人生の充実をはかるのも、もちろん悪いことではありません。

その一方で、ゼロベースで考えてみることも必要だと思うのです。肩書きや社会的地位、これまでの経験、過去の栄光などをいったん脇に置いて、「自分が本当にやりたかったことは何か？」を考えてみる。

すると、思いもよらない夢がわいてくるかもしれません。

私がこの場を借りて「死ぬまでになしとげたい夢」を発表したのは、夢は言葉にしたほうがかなうと思ったからです。

私はこの本で、「老後」をはじめとするネガティブな言葉にとらわれてはいけないとお伝えしてきました。人間の行動を支配し、人生を左右する力が言葉にはあるからです。

だとすれば、言葉の力をうまく活用すれば、人生をいい流れに持っていくことも可能だということです。

夢を言葉にすると、夢が「目標」に変わります。「なんとなくやってみたいな」

「いつかできたらいいな」と漠然と思っていたものが、実現可能なものに変わるのです。

さらに、まわりの人が応援してくれるようになります。人は誰でも、夢をかなえようと頑張っている人を応援したくなるものです。でも、言葉にしなければ伝わりません。

私だったら、小説を書くという夢を宣言することで、編集者の方からアドバイスをいただけるかもしれません。もしかしたら、「うちから出したい」と言ってくださる出版社だって現れるかもしれません。

みなさんも、恥ずかしいなんて思わずに、「死ぬまでになしとげたい夢」をまわりの人に話してみてください。新しい人生が、より豊かなものになるでしょう。

ちなみに、小説のイメージはなんとなくでき上がっています。テーマは「命」とだけお伝えしておきましょう。私がこれまで医師として考えてきた、死生観が反映された内容になると思います。

もし私の小説を読んで、毎日暗い気持ちだった人が元気になったり、未来への希望が生まれたり、一歩踏み出そうという勇気がわいたりするなら、それは医療と同じくらい価値があることだと思っています。

最後に、もう一度、みなさんにお尋ねします。

「死ぬまでになしとげたい夢はありますか?」

この本を閉じたあと、しばらくの間、自分の心に聞いてみてください。答えをすぐに出す必要はありません。答えを探すこともまた、これからの人生の楽しみの一つなのですから。

最後になりますが、本書の執筆をサポートしてくださった編集者の北畠夏影さんに、この場を借りてお礼申し上げます。ありがとうございました。

そして、わが父・小林次男にも、心からの感謝を捧げます。いつもありがとう。いつまでも元気で、長生きしてください。

小林弘幸

2023年12月

小林弘幸　こばやし・ひろゆき
順天堂大学医学部教授。日本スポーツ協会公認スポーツドクター。1987年、順天堂大学医学部卒業。92年、同大学大学院医学研究科修了。ロンドン大学付属英国王立小児病院外科などの勤務を経て順天堂大学小児科講師、助教授を歴任。腸と自律神経研究の第一人者。『医者が考案した「長生きみそ汁」』など著書多数。テレビなどメディア出演も多数。

朝日新書
940
老後《ろうご》をやめる
自律神経を整えて生涯現役

2024年1月30日第1刷発行

著　者　小林弘幸
編集協力　石井晶穂
発行者　宇都宮健太朗
カバーデザイン　アンスガー・フォルマー　田嶋佳子
印刷所　TOPPAN株式会社
発行所　朝日新聞出版
〒104-8011　東京都中央区築地5-3-2
電話　03-5541-8832（編集）
　　　03-5540-7793（販売）

Published in Japan by Asahi Shimbun Publications Inc.
ISBN 978-4-02-295250-9
定価はカバーに表示してあります。
落丁・乱丁の場合は弊社業務部(電話03-5540-7800)へご連絡ください。
送料弊社負担にてお取り替えいたします。

発達「障害」でなくなる日

朝日新聞取材班

こだわりが強い、コミュニケーションが苦手といった発達障害の特性は本当に「障害」なのか。学校や会社、人間関係などに困難を感じる人々の事例を通し、当事者の生きづらさが消える新しい捉え方、接し方を探る。「朝日新聞」大反響連載を書籍化。

藤原氏の1300年
超名門一族で読み解く日本史

京谷一樹

摂関政治によって栄華を極めた藤原氏は、一族の「ブランド」を最大限に生かし続け、武士の世も、激動の近現代も生き抜いた。大化の改新の中臣鎌足から昭和の内閣総理大臣・近衛文麿までの90人を取り上げ、名門一族の華麗なる物語をひもとく。

台湾有事　日本の選択

田岡俊次

台湾有事――本当の危機が迫っている。米中対立のリアル、思考停止する日本政府の実態、日本がこうむる人的・経済的損害の実相。選択を間違えたら日本は壊滅する。安保政策が歴史的大転換を遂げた今、老練の軍事ジャーナリストによる渾身の警告！

どろどろの聖人伝

清涼院流水

サンタクロースってどんな人だったの？　12使徒の生涯とは？キリスト教の聖人は、意外にも2000人以上存在します。そのなかから、有名な聖人を取り上げ、その物語をご紹介。聖人伝を通して、日本とは異なる文化を楽しんでいただけることでしょう。

一億三千万人のための『歎異抄』

高橋源一郎

戦乱と飢饉の中世、弟子の唯円が聞き取った親鸞の『歎異抄』。救い、悪、他力の教えに、西田幾多郎、司馬遼太郎、梅原猛、吉本隆明は魅了され、著者も10年近く読みこんだ。『歎異抄』は親鸞の『君たちはどう生きるか』なのだ。今の言葉で伝えるみごとな翻訳。